自己効力感と

Self-Efficacy

レジリエンスを高める

Resilience

看護の実践

Practice of Geriatric Nursing to
Enhance Self-Efficacy and Resilience
Barbara Resnick

Gakken

序文：和訳監修を終えて

任　和子
京都大学大学院医学研究科
人間健康科学系専攻　教授

　本書は，メリーランド大学看護学部のバーバラ・レズニック博士の自己効力理論に関する論文集である．レズニック博士は膨大な論文を執筆しているが，その中から自己効力理論を理解し，研究や教育，臨床で活用するために役立つものが選択された．

　自己効力感は，バンデューラが提唱した社会的認知理論において中心となる概念である．看護学においては，慢性疾患をもつ人のセルフマネジメント教育・支援や看護教育など幅広く活用されている．看護基礎教育の教科書にも領域を問わず頻発する．このように日常的に使われるようになったものの，バンデューラの社会的認知理論にもとづく自己効力の概念を理解することは簡単ではない．本書のための書き下ろしである「はじめに」には，自己効力理論は，「ある行動に対して自分の自己効力感と結果期待が強いほどその行動をとり，アウトカムを達成する可能性が高いことを説明するものである」と簡潔に述べられている．また，レズニック博士は一貫して，自己効力感と結果期待の両方を高めることが重要で，その両方を高める鍵として4つの情報源（行動の達成，代理体験，言葉による説得，生理的状態やそのフィードバック）があるとしている．本書では，レズニック博士が中範囲理論としてまとめた解説と，それに基づき考案された介入モデルとその検証を行った論文を収載しているため，概念を深く理解することを助けてくれるものになるであろう．

　レズニック博士の専門は老年看護学であり，老人看護ナースプラクティショナーの資格をもち，CCRC（Continuing Care Retirement Community：高齢者の終身生活共同体）で臨床を続けている．高齢者を対象にした研究を行っており，特にリハビリテーションに関して実践的な研究を行っている．本書には，自己効力感と，動機づけについての質的研究（第2章）・高齢者の機能状態に関する総説（第3章）・エクササイズ・プラス・プログラムの介入

研究（第4章）が収載されている．また，レズニック博士はレジリエンスにも造詣が深く，第5章にはレジリエンスと動機づけが収載されている（Resilience in Aging：Concept, Research and Outcom. Springer社），そこではレジリエンスを高めるためにモチベーションが必要で，そのための自己効力感を高める介入が推奨されている．さらに，レジリエンスとサクセスフルエイジングに遺伝子の関与を示唆する挑戦的な研究が第6章に収載されている．精力的なレズニック博士の研究活動に勇気づけられる．

　実践において有効な自己効力理論をあらためて見直し，臨床から研究課題を見出し実証するために，本書が役立つものと確信している．

監修・編集
バーバラ・レズニック博士紹介

Barbara M Resnick, PhD, CRNP, FAAN, FAANP
メリーランド大学看護学部組織システム・成人保健部門教授

　バーバラ・レズニック博士は，CRNP（Certified Registered Nurse Practitioner：認定登録ナースプラクティショナー）であり，FAAN（Fellow of the American Academy of Nursing：米国看護アカデミー会員），FAANP（Fellows of the American Association of Nurse Practitioners：米国ナースプラクティショナー協会会員）です．レズニック博士は，コネチカット大学でBSN（看護学学士），ペンシルバニア大学でMSN（看護学修士），メリーランド大学でPhD（博士）を取得しました．

　博士は現在，メリーランド大学看護学部の組織システム・成人保健（Organizational Systems and Adult Health）部門の教授であり，成人/老年学のナースプラクティショナープログラムと生物学・行動生涯研究中核拠点（センターオブエクセレンス）の共同監督者です．老年学のSonya Ziporkin Gershowitz議長を務め，Roland Park Placeで臨床研究を行っています．博士の研究プログラムは，高齢者の機能と身体活動の最適化，機能と身体活動に関するレジリエンスと遺伝学の調査，老年医療の現場での介入の普及と実施の検証に焦点を当てています．

　博士の研究は，国立衛生研究所（National Institutcs of Health：NIH），医療研究品質機構（Agency for Healthcare Research and Quality：AHRQ），およびヘレンアンドレナードスタルマン財団やロバートウッドジョンソン財団などの支援を受けています．博士は，250を超える論文，看護教科書や医学教科書の多くの章を執筆し，機能焦点ケアとレジリエンスに関する書籍を著しています．

　博士は，老年看護学の専門誌Geriatric Nursingの編集者であり，また数多くの雑誌の編集委員を務めています．博士は，米国老年医学会議（American Geriatrics Society）や米国老年学会議（Gerontological Society of America）をはじめとする高齢化に関する学際的な組織で指導的立場を歴任しました．博士は数多くの全国的な賞を受賞しており，その最新のものには，2017年のDavid H. Solomon Memorial Public Service Award，2018年のJohns Hopkins Leading in Aging Award，2018年のLoretta Ford Award，2019年のPowell Lawton Awardなどがあります．また，教育と研究に加えて，博士は継続的ケア退職者コミュニティ（continuing care retirement community）で老年ナースプラクティショナー（geriatric nurse practitioner）として実践を続けています．

目次

担当者：向井直人
本文デザイン・DTP：株式会社真興社
カバー・表紙デザイン：野村里香

はじめに

Barbara Resnick

自己効力理論の意義

　自己効力理論は，社会的認知理論に基づいており，人，行動，環境の関係を考慮している．自己効力理論には，自己効力感と結果期待という2つの要素がある．自己効力感は，特定のタスクを達成する個人の能力に関する判断である．結果期待は，特定のタスクが成功裏に達成された場合に何が起こるかについての判断である．自己効力理論は，ある行動に対して自分の自己効力感と結果期待が強いほどその行動をとり，アウトカムを達成する可能性が高いことを説明するものである．例えば，人々が毎日1.6 km歩くことの能力と利点をより強く信じるほど，その人は毎日1.6 km歩く可能性が高くなる．自己効力感と結果期待は区別する必要がある．人々は，ある行動がある結果をもたらすと信じているが，結果をもたらすのに必要な行動を実行できるとは信じていない．またその逆もある．毎日1.6 km歩く例で説明すると，高齢者は1.6 km歩くことができると信じていても，そうすることに何の利益もないと信じているかもしれない．逆に，健康にとって毎日1.6 km歩くことが重要であると信じているかもしれないが，その距離を歩くことができると信じてはいないかもしれない．自己効力感と結果期待は行動（例えば，身体活動，ダイエット，禁煙）に特異的であることを覚えておくことが重要である．自己効力理論を用いることの主な利点は，自己効力感と結果期待を強化し，それによって行動を改善するのに役立つ有用なアプローチができることである．

自己効力感と結果期待を高める鍵

　自己効力感と結果期待の評価は，次の4つの情報源に基づいている．（1）行動の達成．これは行動の実際のパフォーマンスである．（2）代理体験，または似た行動を行う他者を見ること．（3）言葉による説得または励まし．（4）痛み，恐怖，不安，疲労などの行動中に経験する生理的状態やそのフィード

バック．各情報源の評価は，個人が自己効力感と結果期待を決定するのに役立つものであり，個人と関わるときにこれらの信念を強化するために使用できる．

行動の達成

　行動の達成は，アセスメントおよび自己効力感と結果期待を強化するための最も影響力のある情報源として説明されている．パフォーマンスだけでは，自己効力感や結果期待は確立できない．能力に対する先入観，タスクの困難さの認識，費やす労力の量，受けた外部援助，状況的事情，過去の成功と失敗などの要因はすべて，個人の自己効力感と結果期待のアセスメントに影響を及ぼす．90年間自力で入浴しているので，自分で入浴できると信じている高齢者は，痛みがあるときに入浴できないことを繰り返し経験しない限り，その自信を変える可能性はない．

代理体験

　自己効力期待は，セルフモデリングまたはロールモデリングによっても影響を受ける．ロールモデリングは，個人がその行動に関してほとんど経験がない場合に特に有用である．以前にある行動を行い，そのアウトカム（例えば，禁煙）を達成したことをその人に思い出させることは，自己効力感または結果期待を強化するのに役立つ．

言葉による説得

　言葉による説得は，その人がある行動を実行する能力があり，一度実行すると有益なアウトカムが得られると信じることに役立つ．これには，身体活動や禁煙，取り組んでいる行動の利点についての励ましと教育が含まれる．この励ましと教育は，しばしば繰り返し行われる必要がある．

生理的フィードバック

　個人は，生理的フィードバックまたはそれがどのように感じるかに基づいて，行動を実行する能力と行動の利点を決定する．関連する感情は，ポジティブにもネガティブにもなりうる．例えば，運動教室への参加は，楽しいものや活力のあるもの，あるいは転倒したり，基礎疾患を悪化させる恐れに

起因する疲労や恐怖感として解釈されたりする．生理的フィードバックは，高齢者にとって特に重要である．歩行に伴う恐怖や痛みなど，高齢者が経験する感情は，一般的に想起されやすく，行動に影響を及ぼす可能性が非常に高い．そのためこれらの症状を予測し，適切な介入で対処することは，自己効力感と結果期待に対する信念を強化し，行動することを保証するために非常に有用である．

読者へのメッセージ

　自己効力理論の利用は，多くの看護研究で示されているように，患者の行動変化に非常に役立つ．ただし，他にも行動に影響を与える要因があることに留意することが重要である．他の要因の例として，環境や政策課題，財源不足などが行動に影響を与える可能性がある．また自己効力感と結果期待は状況に特異的であることを常に留意する必要がある．特定の行動を強化するための介入と同様に，自己効力感と結果期待の測定は，特定の行動に対応させる必要がある．個人が食事管理に関して高い自己効力感を持っていても運動に関連する自己効力感に一般化できない可能性がある．行動の達成を成功させるには，1ブロック歩くか1.6 km歩くかのような成功につながる小さなタスクに活動を分解することが役立つ場合がある．

レジリエンスと自己効力

　レジリエンスは行動変化にも重要であり，自己効力とレジリエンスの間には関係がある．レジリエンス (resilience) という言葉は，ラテン語の salire (サリレ) に由来し，これは跳ね上がる (spring up) ことを意味し，resilire (レジリレ) という言葉は，跳ね返る (spring back) ことを意味する．レジリエンスとは，文字通り，身体的，感情的，経済的，または社会的な課題から立ち直る能力を指す．レジリエンスがあるということは，悲劇やトラウマ，逆境，困難，持続的な重大な人生におけるストレッサーに直面し，これらに適応したことを意味している．レジリエンスのある人は，病気や障害に直面したときに，病気や障害に屈せず，より強いレジリエンスのある人に発達する可能性がある．レジリエンスの最終的な定義は，元の場所に跳ね返るだけでなく，経験を通じて前方に跳ね返って成長する能力である．自己効力は，レジリエンスに関連する個人内特性の1つである．他の特性には，ポジティブ

な対人関係，強い内部資源，楽観的または肯定的な影響，見通しを立てること，目標を設定し，目標を達成するための措置を講じること，ユーモアを使用すること，好奇心があること，過去に困難を経験したこと，自立し良好なセルフケアを実践することなどが挙げられる．レジリエンスを構築する重要な方法として，自己効力期待と個人の自尊感情を強化することがある．また，人々が楽観的な態度を発達させ，社会参加を改善するのを助けることは，レジリエンスを強化することにもなる．

まとめ

　特定の行動に関連する自己効力感と結果期待の測定は，一連の活動を難易度の高い順にリストするか，食事の変更などの非精神運動スキルに応じた調整によって開発する必要がある．自己効力感と結果期待の測定は，その人の能力についての個人の信念を評価し，その信念が現実的であるか，思い違っているかを判断し，経時的変化を判断するのに役立つ．その人が現実的な自己効力感と結果期待を確立するのを助けることは，行動変化への重要な第一歩である．自己効力感を強化することは，個人のレジリエンスを改善し，困難なイベント後の回復を促進するのに役立ちうる．この資源は，さまざまな行動における自己効力感と結果期待の測定に関する情報，および自己効力感と結果期待，レジリエンスを強化し，それによって健康行動を改善するために用いられる介入アプローチに関する情報を提供する．

1

自己効力理論の核心

Barbara Resnick

　自己効力感とは，行動を計画し実行する能力に関する個人の判断と定義される．自己効力理論の核心は，人々が自分たちの行動に影響力を行使できることを意味する．反省的思考，特定の行動を実行するための知識とスキルの生成的使用，および他の自己影響ツールを通じて，人は，行動する方法を決定する(Bandura, 1997)．自己効力感を決定するために，個人は，自己評価の機会や，自分の成果を何らかの評価基準と比較する能力を持たなければならない．この比較評価プロセスにより，個人は遂行能力を判断し，自己効力期待を明確にできる．

理論の目的と開発方法

　自己効力理論は，社会的認知理論に基づいており，相互決定論の基礎である三者相互作用[*1]として，人-行動-環境の相互作用を概念化している(Bandura, 1977, 1986)．三者相互作用は，人，行動，環境間の相互作用であり，相互決定論は，行動，認知，および他の個人的要因だけでなく，環境の影響

■脚注解説(重要な用語に脚注を付す．以下同) ─────────
*1 三者相互作用(triadic reciprocality)：バンデューラの社会的学習理論において，自己効力感とともに重視される概念である．「人」，「環境」，そして個人の起こす「行動」の三者が互いに影響し合うという考え方である．従来の人と環境の相互作用に行動を加え，行動を起こすことで人と環境に変化を及ぼし，環境も人の感情や思考や行動に影響を及ぼすことを論じたものである．

が相互作用的に決定要素として作用するという考えである．相互関係とは，行動的要因，個人的要因ならびに環境的要因の影響が等しいことを意味するものではない．状況によっては，1つの要因の影響が他の要因よりも強くなることがあり，これらの影響は時間とともに変化することがある．

　人-行動-環境の相互作用の重要な次元である認知的思考は，真空状態では起こらない．Bandura (1977, 1986) は，個人の自分自身についての思考は，(a) 自分の行動がもたらす効果の直接経験，(b) 代理体験，(c) 他者が表明した判断，および (d) 推論の規則を用いて，自分がすでに知っていることについてのさらなる知識の導出という4つの異なるプロセスを通じて，発展し，検証されることを示唆した．人の機能は，人，行動，環境の影響の動的な相互作用と見なされる．

初期理論開発・研究

　1963年，Bandura と Walters は *Social Learning and Personality Development* (社会的学習とパーソナリティ発達) を著した．これは社会的学習理論*2を発展させ，観察学習と代理強化を取り入れたものである．1970年代に，Bandura は，彼がその理論に欠けている要素であると考えたもの，すなわち自己効力信念を取り入れ，*Self-Efficacy: Toward a Unifying Theory of Behavior Change* (自己効力：行動変化の統一理論に向けて) (Bandura, 1977) を発表した．自己効力信念をサポートする研究は，治療条件への曝露が，個人の自己効力感のレベルと強さを変化させることによって行動変化をもたらし得るという仮定を検証する研究に基づいていた．最初の研究 (Bandura, Adams, & Beyer, 1977 ; Bandura, Reese, & Adams, 1982) では，ヘビ恐怖症の33人の被験者を，次の3つの異なった治療状態に無作為に割り当てた．(a) 実際にヘビに触れることを含む行動の達成，(b) 他者がヘビに触れるロールモデリングまたは観察，(c) 対照群である．結果は，自己効力感はその後の行動を予測するものであり，行動の達成は，より強力でより一般的な (他のヘビに対する) 自己効力期待をもたらすことを示唆した．

■脚注解説

*2 社会的学習理論 (social learning theory)：バンデューラが提唱した，観察学習を強調した学習理論である．人間は自分で直接的に経験しなくても，他者 (モデル) の行動観察による間接経験や代理学習によってモデリング (模倣学習) が成立するとするものである．

次の3つの追加の研究によって初期の研究が拡大した（Bandura, Reese, & Adams, 1982）．(a)ヘビ恐怖症の10人の被験者，(b)クモ恐怖症の14人の被験者，および(c)クモ恐怖症の12人の被験者である．初期の自己効力研究と同様に，行動の達成とロールモデリングは，自己効力期待を強化し，行動に影響するための効果的な介入であった．クモ恐怖症の12人の被験者の研究では，自己効力感の生理的喚起要素[*3]も考慮された．それは脈拍と血圧が，クモに触れるときの恐怖喚起の指標として測定された．自己効力期待を強化するための介入（行動の達成とロールモデリング）の後，心拍数は減少し，血圧は安定した．

この初期の自己効力研究は，ヘビ恐怖症の人は，実験室環境から離れるとヘビと触れあう機会を求めにくいという点から，実験上望ましいコントロールされた環境下で行われた．したがって，効力を高める情報が，実験で入力がコントロールされていた．この実験上望ましい状況は臨床環境では不可能であるが，自己効力理論は，さまざまな環境での健康行動の変化や管理の研究や予測に使用されてきた．

この文献では，高齢者の機能的活動や運動に参加する意欲に影響する要因を調査している．そこには自己効力感と結果期待が個人の意欲に関係することが繰り返し示唆された．したがって，この理論は行動を理解し，行動を変化させるための介入の開発に役立つ．

理論の概念

社会科学者のBanduraは，自己効力理論の2つの要素，すなわち自己効力期待と結果期待を区別した．次の2つの構成要素は理論の主要な考えである．自己効力期待は，与えられたタスクを達成する個人の能力に関する判断であり，結果期待は，与えられたタスクが成功した場合に何が起こるかについての判断である．特定の行動が特定の結果をもたらすとしてもその結果が生じるために必要とされる行動を実行できるとは考えられない場合がある．

■脚注解説

*3 生理的喚起要素（physiological arousal component）：自己効力感を高める4つの情報源の1つである生理的状態を現す生理的指標である．脈拍や血圧，発汗，疲労，痛み，恐怖などが指標となる．

そのために両者は区別された．例えば，ホワイト夫人は，リハビリテーションによって自立して家に帰ることができると信じているかもしれないが，部屋を横切って歩くことができるとは信じていないかもしれない．したがって，ホワイト夫人は，リハビリテーションプログラムに参加しないかもしれないし，歩行練習をしようとも思わないかもしれない．

　Bandura（1977, 1986, 1995, 1997）は，結果期待は主に個人の自己効力期待に基づいていることを示唆している．結果は行動をどれだけうまく実行できるかについての判断にたいてい依存すると人々は予想する．特定の行動を達成する自信がとてもあると考える人は，その行動に対して好ましい結果を予想するだろう．予想される結果は，自己効力感の判断に依存するのである．したがって，Banduraは，予想される結果が行動の予測にはあまりプラスにはならないのではないかと推測した．

　Bandura（1986）は，結果期待を自己効力期待から分離できる場合があると仮定している．これは，行動が特定の結果をもたらさない場合，または結果がパフォーマンスのレベルや質に緩やかにつながっている場合に起こる．例えば，リハビリテーションに参加して機能的自立を回復しても，帰宅ではなく高齢者施設に退院することがわかっている場合，ホワイト夫人の行動は結果期待（高齢者施設への退院）に影響される可能性が高い．この状況では，彼女のパフォーマンスがどのようなものであっても，結果は同じであり，したがって，結果期待は，自己効力信念から独立して彼女の行動に影響する可能性がある．

　期待される結果は，外的結果が確定した場合，自己効力感の判断から部分的に分離できる．例えば，8時間のシフト中に6人の患者を担当しても10人の患者を担当しても給与が同じであれば，看護師のパフォーマンスに悪影響を与える可能性がある．個人が，特定の行動を行うことで得られる結果に価値があると思わなくても，自分にはその行動を行うことができると信じることもある．例えば，リハビリテーション中の高齢者は，リハビリテーションで行われる運動や活動を実行できると考えているかもしれないが，運動を実行しても機能的能力が改善されるとは思わないかもしれない．また高齢者の中には，運動ではなく安静が回復につながると考えている人もいる．この状況では，結果期待が，パフォーマンスに直接影響する可能性がある．

　自己効力感と結果期待の両方が，機能的活動（Galik, Pretzer-Aboff, &

Resnick, 2011；Pretzer-Aboff, Galik, & Resnick, 2011；Quicke, Foster, Ogolah, Croft, & Holden, 2016；Resnick, 2011a；Resnick & D'Adamo, 2011；Scarapicchia et al., 2015)，運動行動 (Chase, 2011；Grim, Hortz, & Petosa, 2011；Hays, Pressler, Damush, Rawl, & Clark, 2010；Nahm, Barker, Resnick, Covington, Magaziner, & Brennan, 2010；Qi, Resnick, Smeltzer, & Bausell, 2011)，食事摂取 (Resnick, Hammersla, Michael, Galik, Klinedinst, & Demehin, 2014)，禁煙 (Kamish, & Öz, 2011)，小児の性教育 (Akers, Holland, & Bost, 2011)，股関節骨折予防行動 (Nahm, Barker, Resnick, Covington, Magaziner, & Brennan, 2010) のパフォーマンスに影響する．結果期待は，特に高齢者に関連する．結果期待が行動に関連する人々は，運動に対する自己効力期待が高いかもしれないが，運動に関連する結果（健康，筋力，または機能の改善など）を信じていない場合，定期的な運動プログラムを継続する可能性は低い (Chase, 2011)．

　一般的に，自己効力感は行動にプラスの影響を与えると予想される．しかし，自己効力感がパフォーマンスに全く影響しないか，または悪影響を与える場合があることも認識しておく必要がある．いくつかの研究では，自己申告による個人の目標がパフォーマンスに悪影響を及ぼし，個人の目標を高くするとパフォーマンスが低下することがわかっている (Vancouver, & Kendell, 2006；Vancouver, Thompson, & Williams, 2001)．複数の目標プロセスの概念化と一致して，自己効力感は，資源を目標に向けることと正の関係があり，受け入れられた目標に割り当てられた資源の規模と負の関係があることもわかった (Vancouver, More, & Yoder, 2008)．自己効力期待が高いと，実際には逆効果になる可能性がある．高い自己効力感により，人々は誤った自信を持ち，最適なパフォーマンスを得るために必要な努力をしなくなる可能性がある (Jones, Harris, Waller, & Coggins, 2005)．これは，実行するのに十分な資源（すなわち適切な体力）が必要な運動などの行動に特に当てはまり，自己効力期待を描き適切に評価する経験が限られている人もいる可能性がある．

自己効力感の判断基準

　Bandura (1986) は，自己効力感の判断は，(a) 行動の実際のパフォーマンスである行動の達成，(b) 他の似たような状況にある人々が行動を行う代理

体験または可視化, (c)言葉による説得または励まし, および(d)痛みまたは疲労などの行動中の生理的状態または生理的フィードバックの4つの情報源に基づいていることを示唆した. これらの要因の認知的評価は, 特定の行動を実行するための個人の能力に対する自信のレベルの知覚で生じる. この行動を実行することは, 自己効力期待を強化する (Bandura, 1995).

行動の達成 (Enactive Attainment)

行動の達成, すなわち行動の実際のパフォーマンスは, 自己効力情報の最も影響力のある資源とされており (Bandura, 1977, 1986), 行動の達成は, 高齢者の効力期待を高めるために用いられる最も一般的な介入である. 実際のパフォーマンスが自己効力信念を強化するということが実証的に検証されてきた. 具体的には, ヘビ恐怖症, 禁煙, 運動行動, 機能的活動の実施, および減量に関して, 行動の達成の影響が実証されている. 行動の達成は, 他の情報源と比較して, 自己効力期待のより大きな強化をもたらす. しかし, パフォーマンスだけでは, 自己効力信念を確立することはできない. 能力に対する先入観, タスクの困難さの認識, 費やされる労力, 受けた外部援助, 状況的事情, 過去の成功と失敗などの他の要因が, 自己効力感の認知的評価に影響する (Bandura, 1995). 90年間入浴と着替えをしてきたのだから自分でできると強く信じている高齢者は, ある朝, 激しい関節炎の変化で目覚め, シャツを着ることができなくても, 自己効力期待を変えることはないであろう. しかし繰り返し失敗すると, 自己効力期待に影響することになる. 強い自己効力期待の相対的安定性は重要であり, そうでなければ, たまに失敗したり後退したりすると, 自己効力期待と行動の両方に重大な影響を与える可能性がある.

代理体験 (Vicarious Experience)

自己効力期待はまた, 代理体験や他の似たような人々が同じ活動を成功させていたのを見たりすることによっても影響を受ける (Bandura, 1977 ; Chase, 2011 ; Martin et al., 2011). ただし, 代理体験に影響する条件がいくつかある. 個人が興味のある行動に触れたことがなかったり, 経験が少なかったりすると, 代理体験がより大きな影響を与える可能性がある. さらに, パフォーマンスの明確なガイドラインが明確に示されていない場合, 自

己効力感は，他者のパフォーマンスの影響を受ける可能性が高くなる．認知障害のある高齢者では，代理体験は活動を増加させるのに特に効果的である（Galik, Resnick, Lerner, Sabol, & Gruber-Baldini, 2015；Resnick, Galik, Nahm, Shaughnessy, & Michael, 2009）．

言葉による説得 (Verbal Persuasion)

　言葉による説得には，その人が行動する能力があることをその人に伝えることが含まれる．言葉による説得の影響の実証的な支持は，Banduraの恐怖症に関する初期の研究以来，文献に挙がっている（Bandura, Adams, & Beyer, 1977）．言葉による説得は，慢性疾患からの回復をサポートし，健康増進活動に効果的であることが証明されている．健康に影響があることを説得することは，自己効力感の高い人々に，危険な健康行動を自己主導で変化させようとする取り組みを強化する．カウンセリングや教育の信頼し信用できる情報源からの言葉による励ましが，単独で，あるいはパフォーマンス行動とともに効力期待を強化するために実施されている（Bennett et al., 2011；Chase, 2011；Clark et al., 2015；Gau, Chang, Tian, & Lin, 2011；Irvine, Philips, Seeley, Wyant, Duncan, & Moore, 2011；Kamish, & Öz, 2011；Martin et al., 2011；Oberg, Bradley, Allen, & McCrory, 2011；Resnick et al., 2016；Reifegerste, & Rossmann, 2017；Rosal et al., 2011；Skinner et al., 2011；van Stralen, de Vress, Mudde, Bolman, & Lechner, 2011；Williams, 2011）．例えば，電話や電子メールによる言葉での励ましは，うっ血性心不全の成人のセルフケア行動へのアドヒアランス[*4]を高めるのに成功し（Clark et al., 2015），コンピュータによる励ましは，意図しない妊娠と感染を予防するための行動に関連する自己効力感の強化に効果的であり（Swartz et al., 2011），HIVに関連するコーピングの自己効力感改善に効果的であった（Brown, Vanable, Carey, & Elin, 2011）．

■脚注解説
*4　アドヒアランス（adherence）：患者が病気や治療について理解し，納得して自分の意思で医療者とともに決定した療養行動を行うこと．同意語の「コンプライアンス」は，患者が医療者の決定に従ってその指示に従った行動を遵守（compliance）することをいう．

生理的フィードバック (Physiological Feedback)

　個人は，自分の能力を判断するために生理的状態からの情報に部分的に依存している．生理的指標は，ストレスコーピング，身体的成果，および健康機能に関して特に重要である．個人は，自分の生理的状態または喚起状態を評価し，嫌悪感がある場合には行動の実行を避けることができる．例えば，高齢者においては，歩行中に転倒したりけがをしたりする恐れがある場合，恐怖に関連する喚起状態が高いとパフォーマンスが制限され，その活動を実行する能力に対する自信が低下する．同様に，リハビリテーション活動が疲労，痛み，または息切れを引き起こす場合，これらの症状は，身体的な無力感と解釈され，高齢者は活動を行うことができないと感じるかもしれない．

　介入によって生理的フィードバックの解釈を変更し，個人が身体感覚に対処するのを助け，自己効力感を高め，パフォーマンスを向上させることができる．介入は，(a)特定の状態に対する感情的反応を排除する可視化された熟達 (Bandura, Adams, & Beyer, 1977)，(b) 身体状態の増強 (Bandura, 1995)，(c) 身体状態の解釈の変更 (Resnick, Galik, Gruber-Baldini, & Zimmerman, 2011；Resnick et al., 2009 a；2009 b；2016；Schnoll et al., 2011；Van der Maas et al., 2015) が含まれる．鎮痛薬または冷罨法による痛みを軽減させる介入と転倒の恐れを減少させることに焦点を当てた介入は，高齢者のリハビリテーションと運動への参加を増加させることが示されている (Resnick et al., 2011；Resnick et al., 2009 a；2009 b；Schnoll et al., 2011；Van der Maas et al., 2015)．

概念間の関係：モデル

　自己効力理論は，社会的認知理論[*5]に由来し，相互決定論の文脈内で考

■脚注解説
[*5] 社会的認知理論 (social cognitive theory)：人間の行動を決定する要因には，ある行動を喚起させる刺激である先行要因，行動が喚起されることで何らかの結果が生じるという結果要因，喚起された行動や行動の結果を認知する認知要因の三者があり，これらの要因が絡み合って，個人的要因，環境的要因，行動という三者間の相互作用が形成されているという相互決定論の考えである．行動が発現・維持されるためには，とくに先行要因（自己効力期待と結果期待）が重要であるとされている．

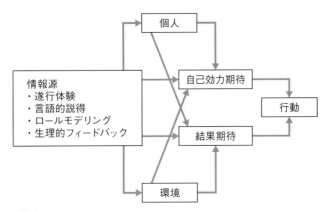

図1　自己効力理論

慮されなければならない．自己効力感と結果期待に影響する可能性のある4
つの経験源(直接体験，代理体験，他者による判断，推論による知識の導出)
は，個人と環境の特性と相互作用する．理想的には，これらの経験とその後
の適度な行動によって自己効力感と結果期待が強化される．自己効力感と結
果期待は行動のパフォーマンスに影響されるため，パフォーマンスと効力期
待の間には相互関係があると思われる(図1)．

自己効力感と結果期待の測定

　自己効力感の構成概念の操作は，Bandura (1977) のヘビ恐怖症の初期の
研究に基づいている．自己効力尺度は，特定の行動領域での活動を，最小か
ら最大の困難を列挙する筆記による尺度として開発された．Bandura (1977,
1986) の初期の研究では，参加者は活動を行うことができるかどうか(自己
効力期待の大きさ)を示すように求められ，次いで，特定の活動を実行する
際に彼らが持っている自信のレベル(自己効力感の強さ)が評価された．
　伝統的に，自己効力尺度の開発において，項目は，運動(Bandura, 1986；
Resnick, & Jenkins, 2000)のような特定の行動のアドヒアランスに影響する
要因を調査する量的および質的研究の組み合わせに基づいて導かれている．
例えば，運動の自己効力感スケールは，9つの項目を含み，各項目は，高齢
者の運動に関連する一般的に認識されている課題を反映している(Resnick,
& Jenkins, 2000)．次いで，参加者は，自信がない(0)か，または非常に自

信がある (10) ことを示すことによって応答する.

　結果期待測定の開発はあまり明確に定義されていないが，適切な項目を設定するプロセスは自己効力期待と同じである．運動 (Choi, Ahn, & Jung, 2015；Hall, Wójcicki, Phillips, & McAuley, 2012；Millen, & Bray, 2009；Resnick, 2005；Sriramatr, Berry, & Rodgers, 2013；Wilcox, Castro, & King, 2006)，機能 (Harnirattisai, & Johnson, 2002)，服薬アドヒアランス (Qi, Resnick, Smeltzer, & Bausell, 2011)，乳がん治療 (Rogers et al., 2005) など，いくつかの行動について結果期待を測定するエビデンスが増えている.

看護研究における理論の使用

　自己効力理論は，ケアの臨床的側面，教育，看護のコンピテンシー，および専門性に焦点を当てた看護研究において用いられてきた．自己効力感と運動との関係を調査したり，過去5年間の運動行動に対する運動介入の影響を検証したりする研究の数は，約5,774件であった．このうち，4,637件が看護雑誌に掲載されている．これらの研究では，結果期待と自己効力期待が組み込まれ，全生涯にわたる看護活動と患者行動の両方を取り上げている.

　自己効力期待は横断的研究では，サンプルを記述し，人口統計学的要因と自己効力感，心理社会的要因，行動のパフォーマンス，結果期待との間の関係が検討されている．一方，縦断的研究では行動を予測し，介入研究では介入を導くものとして，行動を変化させるために用いられている．これらの研究は，とりわけ運動，身体活動，機能，子育て，看護技術，健康増進活動，慢性疾患の管理などに関連した行動を対象としている．これらの研究の大部分は米国内で行われてきたが，アジア人や他の文化的グループでもこの理論の使用を支持する文献が増えている．看護研究における自己効力理論の使用に関して最も重要なことは，研究者が，検討されている行動と，効力期待と結果期待との間に特別な関係を発見することによって，行動特異性を維持することである．関心のある行動が毎日20分間歩くことであれば，自己効力感尺度は，この特定の行動に関連する課題(時間，疲労，痛み，転倒の恐れ)に焦点を当てる必要がある.

慢性疾患の管理に関する自己効力研究

　自己効力感は，慢性疾患の管理を説明し，改善するためによく用いられている（Horowitz, Eckhardt, Talavera, Goytia, & Lorig, 2011；Quicke, Foster, Ogolah, Croft, & Holden, 2016）．Gortner らは，心血管疾患に焦点を当てた慢性疾患管理における自己効力介入研究を開始した最初の看護師であった（Gortner, & Jenkins, 1990；Gortner, Rankin, & Wolfe, 1988）．Jenkins の研究は Gortner らの研究に基づいており，心臓手術後の 156 人の患者の回復に対する自己効力感の介入検証をした（Gortner, & Jenkins, 1990）．個人が慢性疾患を管理するのを支援するための自己効力理論の使用は，うっ血性心不全（Granger, Moser, Germino, Harrell, & Ekman, 2006；Han, Lee, Park, Park, & Cheol, 2005；Johansson, Dahlström, & Bromström, 2006），急性冠動脈イベント後（Blanchard, Arthur, & Gunn, 2015；Flora, Anderson, & Brawley, 2015），高血圧（Grant, 2014；Martin et al., 2011），糖尿病（Lorig et al., 2010；Muzaffar, Castelli, Scherer, & Chapman-Novakofski, 2014；Oberg, Bradley, Allen, & McCrory, 2011；Rosal et al., 2011），脳卒中（Shaughnessy, & Resnick, 2009），がん（McCorkle et al., 2011），腎疾患（Patterson, Meyer, Beaujean, & Bowden, 2014），多発性硬化症（Suh, Joshi, Olsen, & Motl, 2014），骨粗鬆症（Qi, Resnick, Smeltzer, & Bausell, 2011），精神疾患（Druss et al., 2010；Kramer, Helmes, Sellig, Fuchs, & Bengel, 2014）などで継続されている．さらに，慢性疾患における自己効力感の研究は，痛みなどの慢性的な問題に関連する症状の自己管理に焦点を当てている（Bennett et al., 2011；Gustavsson, Denison, & von Koch, 2011；Quicke, Foster, Ogolah, Croft, & Holden, 2016）．

　一貫して，自己効力期待は，疼痛管理，服薬などのアウトカム行動と関連しており（Davis et al., 2017；Johnson et al., 2016；Qi, Resnick, Smeltzer, & Bausell, 2011），より最近の研究では，慢性的な医学的問題に関連する自己効力感とアウトカム行動を強化するための介入に焦点が当てられている．喘息の青少年に吸入器の使用を思い出させるためにテキストメッセージを使用するなどの革新的なアプローチが検証され，薬物療法に関連する自己効力感の改善につながり，吸入器使用のアドヒアランスが増大することが示されている（Johnson et al., 2016）．テキストメッセージングは，成人のグループで

口腔癌治療薬へのアドヒアランスを改善するためにも用いられた (Spoelstra et al., 2015). 痛みと抑うつ状態に関する自己効力感と症状管理を強化するために用いられた薬理学的介入と行動介入の組み合わせが効果的であることが示されている (Damush et al., 2016; Tahmassian, & Jalali Moghadam, 2011). 例えば, これらの2つの症状を管理するために治療セッションに参加した初期治療患者を対象とした12か月の研究では, 自己効力感の改善と痛みと抑うつ状態の両方の改善がもたらされた (Damush et al., 2016).

運動・減量などの健康増進活動の自己効力

自己効力へのアプローチは, 運動と食行動に影響を与えるためによく用いられている. 自己効力期待は, 一般に, 運動とポジティブに関連している (Chase, 2011; Der Ananian, Churan, & Adams, 2015; Flora, Anderson, & Brawley, 2015; Grim, Hortz, & Petosa, 2011; Nahm, Barker, Resnick, Covington, Magaziner, & Brennan, 2010; Quicke, Foster, Ogolah, Croft, & Holden, 2016; Scarapicchia et al., 2015; van Stralen, de Vress, Mudde, Bolman, & Lechner, 2011). 具体的には, 自己効力感は, 青年 (Elkins, Nabors, King, & Vidourek, 2015), 成人 (Irvine, Philips, Seeley, Wyant, Duncan, & Moore, 2011; Pretzer-Aboff, Galik, & Resnick, 2011; Qi, Resnick, Smeltzer, & Bausell, 2011), 慢性疾患の患者 (Blanchard, Arthur, & Gunn, 2015; Der Ananian, Churan, & Adams, 2015; Flora, Anderson, & Brawley, 2015; Quicke, Foster, Ogolah, Croft, & Holden, 2016; Simons et al., 2015; Suh, Joshi, Olsen, & Motl, 2014) を含む全生涯にわたる運動行動の選択と維持に有意に関連していることが見出された. 運動から知覚される利益の形で期待されるアウトカムは, 同様に, 高齢者の運動行動と関連していた (Blanchard, Arthur, & Gunn, 2015; Choi, Chang, & Choi, 2015; Elkins, Nabors, King, & Vidourek, 2015; Muzaffar, Castelli, Scherer, & Chapman-Novakofski, 2014; Quicke, Foster, Ogolah, Croft, & Holden, 2016; Resnick et al., 2014; Scarapicchia et al., 2015; Short, Vandelanotte, Rebar, & Duncan, 2014).

自己効力理論を用いて, 運動行動を増加させるための介入が開発され, 検証された. 対象には, 以下が含まれた. 地域在住の健康な成人 (Resnick, Hammersla, Michael, Galik, Klinedinst, & Demehin, 2014; Scarapicchia et al., 2015；Stephens, Resinicow, Latimer-Sport, & Walker, 2015)，股関節骨折または整形外科イベントの経験患者と骨粗鬆症患者(Hays, Pressler, Damush, Rawl, & Clark, 2010；Resnick, et al., 2014)，心疾患患者(Blanchard, Arthur, & Gunn, 2015；Duncan, Pozehl, Norman, & Hertzog, 2011；Flora, Anderson, & Brawley, 2015；Grant, 2014；Yaping, Brehm, Strobl, Tittlbach, Zhijian, & Gangyan, 2013)，がんサバイバー(Bennett et al., 2011；Cox et al., 2015；Henriksson, Arving, Johansson, Igelstrom, & Nordin, 2016；Lee, Von Ah, Szuck, & Yi-Keung, 2016；McCorkle et al., 2011)，慢性閉塞性肺疾患者(Donesky, Janson, Nguyen, Neuhaus, Neilands, & Carrieri- Kohlman, 2011；Hospes, Bossenbroek, Ten Hacken, van Hengel, & de Greef, 2009)，糖尿病患者(Collins et al., 2011；Muzaffar, Castelli, Scherer, & Chapman-Novakofski, 2014)，出産に関連する痛みと不安の管理(Byrne, Hauck, Fisher, Bayes, & Schutze, 2014；Gau, Chang, Tian, & Lin, 2011)，ライフイベントに対処する若者(Simons et al., 2015)，子どもの肥満の管理(Bagherniya, Sharma, Mostafavi, & Keshavarz, 2015；Webber, 2014)，多発性硬化症の管理(Suh, Joshi, Olsen, & Motl, 2014)，抑うつ状態の管理(Kramer, Helmes, Seelig, Fuches, & Bengel, 2014)，透析患者(Patterson, Meyer, Beaujean, & Bowden, 2014).

　運動に対する自己効力感を強化する革新的な方法の例には，ソーシャルメディアを使用することなどが含まれ，例えば，MoveU[*6]研究(Scarapicchia et al., 2015)で行われたようなソーシャルマーケティングキャンペーンがある．同様に，Healthy Outcome for Teens Project(HOT)は，食事摂取と身体活動のバランスをとることにより，糖尿病と肥満を防ぐために中学生にオンライン教育介入を行った(Muzaffar, Castelli, Scherer, & Chapman Novakofski, 2014)．高齢者の場合，対面での介入が最も成功していることに変わりはない．そのようなプログラムの例としては，運動教室と動機づけ技法(言葉による励まし，セルフモデリングとロールモデリング，運動に伴う不快な感覚の除去)を含む24か月の介入(Resnick, Hammersla, Michael, Galik, Klinedinst, & Demehin, 2014)があった．これらの介入により，身体活動に費やす時間はかなり改善された．

■脚注解説 ────────────────────────────────
*6 MoveU：オンラインで行うフィットネスプログラム．世界38か国で使用されている．

　食事介入は，食事摂取の質を改善し，減量を維持または促進するために開発され，検証されている (Bagherniya, Sharma, Mostafavi, & Keshavarz, 2015；Huang, Yeh, & Tsai, 2011；Oberg, Bradley, Allen, & McCrory, 2011；Rejeski, Mihalko, Ambrosius, Bearon, & McClelland, 2011；Rosal et al., 2011；Stephens, Resinicow, Latimer-Sport, & Walker, 2015). 例えば，肥満高齢者の減量に対するグループ介入は，摂食行動と減量に対する自己調節の自己効力感の変化をもたらすかどうかを判断するために検証された (Rejeski, Mihalko, Ambrosius, Bearon, & McClelland, 2011). 食事介入と身体活動の両方を行った人では，減量だけでなく体重の自己効力感に有意な治療効果が観察された. 同様に，減量ではなく，糖尿病患者の食事摂取量の改善に焦点を当てた食事介入が効果的であることが注目された. この介入により，健康な食事に関する自己効力感が強化され，食事介入を受けた患者のヘモグロビン A1c レベルが改善された (Oberg, Bradley, Allen, & McCrory, 2011).

症状と疾患管理のための自己効力介入

　運動や健康な食事などの健康行動へのアドヒアランスを高めるために，自己効力に基づく介入を行うことに加えて，さまざまな分野で症状を管理するための自己効力介入が開発され，検証されてきている. 通常，これらは，疼痛管理 (Bennett et al., 2011；Damush et al., 2016)，転倒の恐れ (Yoo, Jun, & Hawkins, 2010；Zijlstra, van Haastregt, van Eijk, de Witte, Ambergen, & Kempen, 2011)，記憶変化 (McDougall, Becker, Acee, Vaughan, & Delville, 2011；Williams, 2011) などの症状に焦点を当てている. 例えば，転倒の恐れを報告し，身体活動を回避した70歳以上の540人の地域在住者のサンプルを用いて，多要素認知行動療法[*7]を検証した (Zijlstra, van Haastregt, van Eijk, de Witte, Ambergen, & Kempen, 2011). テストにより，多要素認知行動療法によってコントロール信念，自己効力感，結果期待，および社会的相互作用が改善されることが示された. さらに，これらの変数は，地域

■脚注解説
*7 多要素認知行動療法 (multicomponent cognitive behavioral intervention)：さまざまな要素に焦点を当てた認知行動療法 (cognitive behavioral therapy：CBT). CBT は，認知療法と行動療法をパッケージにしたものであり，自己の認知や行動の変容を図ることで，不安・抑うつ・ストレスなどの心身に生じる問題の改善を促す技法である.

在住高齢者における転倒や日常活動に関する懸念との間の関連性を媒介していた．

　最近報告された症状に焦点を当てた介入の別の例では，治療誘発性記憶障害のある65歳以上のがんサバイバーの記憶に焦点を当てた．この研究では，便宜的サンプルを用いて高齢者の記憶トレーニングと健康トレーニングの介入を比較した（McDougall, Becker, Acee, Vaughan, & Delville, 2011）．記憶トレーニングは，認知能力を増加させ，不安を減少させ，ネガティブな帰属を減少させ，健康を促進し，記憶の自己効力感を増加させるように設計された．日常的および言語的な記憶能力スコア，記憶の自己効力感，戦略の使用，および記憶症状において，中等度から強度の影響が明らかにされた．また，視覚的記憶能力，記憶の自己効力感，抑うつ状態，特性不安，および症状に対する群ごとの相互作用に対して中等度の効果もあった．記憶介入群は健康トレーニング群よりも改善する傾向があったが，これは必ずしも一貫しているとは限らなかった．

　アトピー性皮膚炎に関連する症状の管理（Mitchella, Fraser, Ramsbotham, Morawska, & Yates, 2015）もまた，この疾患の子供の親を助けるために自己効力アプローチを用いて取り組まれてきた．抑うつ状態に関連する無気力も，自己効力に基づく介入によって対処されてきた（Kramer, Helmes, Seelig, Fuches, & Bengel, 2014）．自己効力アプローチはまた，薬物療法と治療のアドヒアランスを改善するために用いられた．例えば，自己効力アプローチは，骨粗鬆症関連薬物療法へのアドヒアランス（Nahm et al., 2015）や緑内障薬物療法へのアドヒアランス（Sleath et al., 2014）を高めるために使用されてきた．

医療提供者の教育のための自己効力介入

　臨床的焦点に加えて，自己効力感に基づく研究は，看護師と他の医療提供者のための教育技術の探求を導いた．学部生を対象にした研究では，学業成績（McVicar, Andrew, & Kemble, 2015；Phillips, Phillips, Lalonde, & Tormohlen, 2015）および臨床スキル（Adelman et al., 2014；Darkwah, Ross, Williams, & Madill, 2011；Jeffries et al., 2011；Sherriff, Burston, & Wallis, 2011；Sung, Jiang, Chen, & Chao, 2016）に関連した自己効力期待に焦点が当てられた．例えば，ある研究では学部教育に焦点を当て，オンラインの投

薬量計算教育とテストプログラムの効果を評価した（Sherriff, Burston, & Wallis, 2011）．看護学生で用いられたアウトカム尺度には，投薬量計算の習熟度と投薬量計算に関連する自己効力期待が含まれた．参加者は，看護師と看護学生であった．アウトカム尺度には，テスト試行回数，自己効力感，投薬量計算エラー率，およびプログラムへの満足度が含まれた．最初のテスト試行での投薬量計算スコアは，プログラムへのアクセスの1年後に改善を示した．自己効力感の2つのサブスケールは時間とともに改善し，看護師はオンラインプログラムに対する満足を報告した．

　高度実践看護師に使用される自己効力感に基づく介入の一例には，シミュレーションベースの心血管アセスメント・カリキュラム（Jeffries et al., 2011）がある．教育的介入には，Harvey® 心肺患者シミュレータ（cardiopulmonary patient simulator：CPS）を用いた教員主導のシミュレーションベースの症例提示，CPSとマルチメディアコンピュータベースのCD-ROMプログラムを用いた独立した学習セッションが含まれた．アウトカム尺度には，認知筆記試験，スキルチェックリスト，学習者の自己効力感，および満足度調査が含まれた．シミュレーションベースのトレーニングを受けた36人の学生は，認知知識と心血管アセスメントスキルにおいて，テスト前後で統計学的に有意な改善を示した．

　自己効力に基づく介入は，他の医療従事者にも使用されている（Salerno, Delaney, Swartwout, & Tsui-Sui, 2015）．例えば，ソーシャルワーカーを対象に，研究に関与することに関連する自己効力感と結果期待を強化するために，自己効力に基づくアプローチが使用された．これは，青少年に焦点を当てた動機づけ面接トレーニングに焦点を当てた介入で，医療従事者の知識，スキル，および青少年とのリスク低減カウンセリングに対する自信を改善した．介入後，動機づけ面接の実施に関連する知識，スキル，および自信の有意な向上が認められた．

自己効力期待，結果期待，行動

　Banduraは，自己効力感と結果期待は，自己効力に基づく介入，特に関心のある行動のパフォーマンスの後に増加すると仮定している（Bandura, 1995）．しかし，この理論は必ずしも支持されているわけではない．高齢者が運動のための自己効力に基づく介入を受けて，行動に改善があったにもか

かわらず，効力期待に変化はなかったという複数の研究がある（Flora, Anderson, & Brawley, 2015；Muzaffar, Castelli, Scherer, & Chapman-Novakofski, 2014；Orwig et al., 2011；Resnick et al., 2009 b）．これらの知見は，一部ではあるが，これらの介入研究の参加者が一般にベースラインで強い自己効力感と結果期待を持っていたために天井効果があったという測定の問題に起因する可能性がある．さらに，使用された測定値は，関心のある行動に対して十分に特定されていなかった可能性がある．例えば，これらの研究の多くでは，3 m，6 m などの歩行における自信について単に尋ねるのではなく，運動活動への参加に影響する可能性がある課題に照らして，自己効力感と結果期待が測定された．また，介入は，自己効力感と結果期待に変化をもたらすほど強力ではなかった可能性もある．

　介入後に自己効力感または結果期待が有意に増加しないことに関して，McAuley が代替的な説明を提案している（Mcauley, Konopack, Motl, Morris, Doerksen, & Rosengren, 2006）．運動介入を受けた後に自己効力が低下するのは，運動教室への参加が減少した場合，挑戦的な新たな運動に参加した場合，臨床状態や能力に変化があって，運動プログラムがより困難であると認識された場合，または運動プログラムが次第に困難になっている場合に起こり得ることが示唆された．したがって，運動介入研究を実施する際には，これらの側面を考慮することが重要である．

看護実践における理論の使用

　研究結果の実践への翻訳は，しばしばタイムリーには行われない．これは，行動変化に焦点を当てた研究結果に特に当てはまる．しかし，自己効力理論が直接的な看護ケアを助けることができることを示すエビデンスがある．この理論は，定期的に運動，禁煙，減量，推奨されるがん検診への参加など，健康増進活動に参加するよう個人を動機づけることに関して特に有用であった．例えば，Resnick らは，高齢者の運動と身体活動を促進するプログラムの基盤として自己効力理論を使用した（Nahm, Barker, Resnick, Covington, Magaziner, & Brennan, 2010；Orwig et al., 2011；Qi, Resnick, Smeltzer, & Bausell, 2011；Resnick et al., 2009 b；Resnick, Galik, Vigne, & Payne, 2016；Shaughnessy, & Resnick, 2009）．これらの介入の中で，機能

焦点ケア (function-focused care：FFC) アプローチが最も広範に検証されており，模範的なものとして説明されている．

機能焦点ケア

機能焦点ケア (FFC) は，回復ケア (restorative care) とも呼ばれ，高齢者の機能と身体活動に関する潜在的能力を評価し，能力の最適化と維持，身体活動に費やす時間の継続的増加を支援することに焦点を当てたケアの哲学である．FFCの実施は，社会生態学的モデルによって全体的に導かれる．このモデルは，行動の変化に影響する可能性がある多様な個人的・環境的要因間の相互関係を理解するための包括的な枠組みを提供し，個人内要因，対人間要因，環境要因，政策的要因に具体的に対処する．対人レベルでは，自己効力に基づく介入を用いて，FFCアプローチを促進し，介護者と高齢者の間で行動を変化させる．最終的な目標は，高齢者の機能と身体活動を最適化することである．

FFCは，(a) 環境や方針/手順の評価，(b) 教育，(c) 機能に焦点を当てた目標の策定，(d) 指導とモチベーションの4つの構成要素を用いて実施される．構成要素aでは，その場の環境や機能と身体活動に関連する方針/手順の評価が含まれる．これらの評価から得られた知見は，ユニットまたは施設内に快適な歩行エリアを作ったり，患者/居住者が検査や処置のために歩行できるように移送ポリシーを確立したり，長期ケア施設で生活する際には屋外で歩行できるようにするなど，環境や方針/手順の変更を導く．

構成要素bは，看護スタッフや多職種チームの他のメンバー (例えば，ソーシャルワーカー，理学療法士)，患者，および家族に，FFCの哲学を教えることが含まれる．教育は，小グループ，またはマンツーマンでフォーマルやインフォーマルに行われ，言葉による励まし，ロールモデルの使用，スキルと活動の実際のパフォーマンス (例えば，介護者によるFFCアプローチを用いた高齢者との関わり方のデモンストレーション) を含む自己効力テクニックを取り入れている．

構成要素cは，高齢者の機能と身体活動に費やされる時間を増やすことを目的とした個別の目標を設定する．目標は，高齢者の基礎的な機能と能力 (例えば，1，2，3段階の指示に従う能力，椅子から立ち上がる能力) を評価したうえで明確にする．個別の目標は，明確にされた目標が，在宅において

医療チームや家族が達成できると信じているものであることを高齢者に示すものであり，重要な励ましとなる．

　構成要素dは，FFCを受けている介護者と患者/居住者の両方に対して，自己効力に基づく情報の4つの資源すべてを用いて実行される．介護者（看護師，看護助手，ホームヘルスケアワーカー，家族の介護者，および医師，ソーシャルワーカー，理学療法士などの多職種チームのメンバーを含む）に初期教育を行い，そのうち施設または家庭環境において選ばれた推進者（チャンピオンという）が，高齢者とのFFCの実施に関して，継続的な言葉による励まし，支援，認知，ポジティブな強化を提供する．例えば，シンプルに「今日，ジョーンズ夫人を食堂に歩いて連れて行ったのは素晴らしかった」，あるいは「今朝，朝食を食べる前居住者に数分間のダンスを勧めたのは素晴らしかった」など，推進者（チャンピオン）は，必要に応じて，マンツーマンの指導とロールモデリング*8を提供する．これには，FFCが行われていない状況への介入も含まれる．例えば，食堂に行く時，ジョーンズ夫人が車椅子に乗りたがるために看護助手または家族が，車椅子を押そうとしたとすると，推進者（チャンピオン）は，ジョーンズ夫人に「今朝は食堂に歩いて行けましたね」と言い，「ジェーン（介護者）にどれほどよく歩けるかを見せてあげて！」と促すことによって，FFCの相互作用を中断し，ロールモデリングすることもできる．推進者（チャンピオン）が行う他の形式化された活動には，以下のようなものがある．（a）施設内で介護者のパフォーマンスを観察し，FFCを日常ケアに組み込む方法を対面で指導すること，（b）介護者にFFC相互作用を行うためのポジティブな強化を提供すること，（c）介護者やグループでインフォーマルにミーティングをし，身体活動に関する信念やFFCの提供に関する感情や信念に対処すること，（d）結果期待を強化するための方法として介護者と高齢者の両方に対するFFCに関連するメリットを強化すること，（e）ロールモデル（プログラムを成功裏に実施した他の介護者）を強調すること，（f）FFCの普及と実施を助け，ネガティブオピニオンリーダーの影響を排除するために変化を促進する人やポジティブなオピ

■脚注解説

*8 モデリング（modeling）：観察学習と同義．他者をモデルとして模倣学習すること．観察学習は，モデルに注意を向ける「注意」→モデルの行動を覚える「保持」→一致場面で思い出す「再生」→試してみたいと思う「動機づけ」の4つの過程からなる．

ニオンリーダーを特定すること.

　さらに，介護者には，高齢者が機能と身体活動へのモチベーションを高めるために，自己効力に基づくアプローチを実施するように指導される．あらゆる種類の行動において，実際のパフォーマンスは，自己効力感と結果期待を強化する最良の方法である．そのため，介護者は，居住者が恐怖や痛みなどの不快な感覚を感じることなく，行うことができる活動に参加できるように指導される．パフォーマンスが行われると，介護者は，活動に参加している高齢者に決定的に重要なポジティブな強化を提供することが奨励される．これは，ハグ，笑顔，または拍手喝采かもしれない！目標は，高齢者と一緒に設定される．個人，特に認知障害のある人は，現実的で有益な目標を明確にするのに援助が必要な場合がある．これらの目標を明確にする最良の方法は，その人と話し合い，QOLの観点から彼らにとって何が重要か，機能的にも，身体的にも何ができるようになりたいかを明確にすることである．これは，旅行に出かけたり，孫娘の結婚式に出たりすることかもしれない．活動や目標は個人に合わせて設定され，その人が生涯を通して行ってきたことや楽しんできたことを反映させる必要がある．歩行，買い物，テレビ配信，または看護ユニットでの作業は，高齢者がこれらのよく知られた活動に再び参加するように動機づけるために用いることができる．

　高齢者を動機づける方法として，ロールモデリングとしてのセルフモデリングは，非常に有益である．ロールモデルは，介護者，親族，または同僚であってもよく，高齢者がその場で何をすべきかを示すのと同じくらい簡単である．例えば，重度の認知障害のある高齢者の隣に座り，椅子から立ち上がることが，同じように高齢者が立ち上がる手がかり（すなわち，モデル）となる．同様に，高齢者が昨日浴室にうまく歩くことができたため，今日もできるということを思い出させることは，よく見られる効果的なセルフモデリングの一形態である．

　高齢者が機能的および身体的活動に参加する経験は，不快な生理的フィードバックのない状態で行われなければならない．併存疾患のため，痛み，疲労，基礎疾患の悪化や転倒の恐れなど，身体活動に関連する症状の有病率が高い．これらの症状を予測し，認識し，対処する必要がある．これらの感覚を排除しつつ，機能と身体活動を維持することは極めて困難である．したがって，その感覚を認め，それについて話し，「転倒させない」または「痛み

を引き起こすようなことをさせない」ことを保証することが重要である．疼痛治療と関節への冷・温罨法は，歩行または所定の活動の前に痛みを管理するための方法の1つである．

　活動に関連する不快な感覚に対処することに加えて，ポジティブで心地よい結果と感覚を強調し，機能と身体活動を楽しくすることは重要である．音楽，ダンス，そしてゆっくりした退屈なパーソナルケア活動にユーモアを用いることは，有用な介入である．運動活動を血圧値，血糖値，および減量の改善と関連づけることは，活動の利点を示す方法の1つである．

結論

　看護師が自己効力理論を用いて行った研究は，行動変化に関する自己効力感と結果期待の重要性を裏づけている．これらの研究はまた，自己効力感と結果期待の両方を強化し，それによって行動を改善するために検証された特定の介入の有効性をサポートしている．しかし，自己効力感と結果期待が行動の唯一の予測因子ではない可能性があることも研究によって実証されており，このことに注意することが重要である．遺伝的素因，緊張/不安，行動に対する障壁，および他の心理社会的経験などの変数は，行動に影響する．Bandura (1986) は，パフォーマンスを促すインセンティブがない場合や，不十分な資源や外部の制約がある場合には，期待だけでは行動の変化は生じないと認識していた．確かに，リハビリテーションプログラムに参加できると信じていても，そのための資源（すなわち，交通手段や金銭）を持っていない場合もある．さらに，長期的に検討すると，自己効力感と結果期待がより強くならない可能性がある．むしろ，所定の行動を実行することは容易ではないことを認識し，自己効力感と結果期待は実際に弱まる可能性がある．

　自己効力理論は状況特定的である．そのため，個人の自己効力感をある行動から他の行動に一般化することは困難である．ある人が食事管理に関して高い自己効力を持っていても，運動プログラムの持続に一般化できる場合とできない場合がある．今後の看護研究は，特定の自己効力行動がどの程度一般化できるかに焦点を当てる必要がある．自己効力は個々の人間性の次元では個人ごとに異なるか，1人の人間の関連する行動の範囲はどの程度一貫性があるだろうか？また，自己効力とレジリエンスとの関係については，特に

特定の領域に関して今後の検討が必要である．レジリエンスとは，身体的，感情的，経済的，または社会的な課題から立ち直る能力のことである．自己効力は，レジリエンスの重要な要素である．今後の研究では，個人の遺伝的多様性と，これがどのように自己効力に影響するかについても検討する必要がある．レジリエンスのある個人は，より強い自己効力を持つ傾向があるため，定期的に活動に参加する可能性が高くなる．

　自己効力感と結果期待の測定には，一連の活動を難易度の高い順にリストアップしたり，食事の変更などの非精神運動スキルを文脈に沿って配置したりして，状況に応じた尺度を作ることが必要である (Bandura, 1997)．これらの尺度を慎重に作成し，信頼性と妥当性のエビデンスを明確にすることが重要である．行動特有の尺度は，特定の分野における個人のセルフケア能力を評価するための基礎として使用できる．そして，その個人に適した介入を開発することができる．

　自己効力信念とともに，結果期待に対する関心がますます高まっている．介入の中には結果期待を強化するものもある（例えば，教育）が，自己効力信念に影響を与えないというエビデンスがあり，この点は極めて重要である (Flora, Anderson, & Brawley, 2015)．また，介入への反応には自己効力感への影響と結果期待への影響という点で，性別に基づく差がある可能性がある．例えば，韓国の大学生の身体活動における性差の研究 (Choi, Chang, & Choi, 2015) では，男性の身体活動には自己効力感のみが関連しており，一方，女性の身体活動には結果期待のみが関連していることが注目された．自己効力期待と結果期待は，行動の開始と長期の維持に関連するという影響は，現在十分に理解されておらず，この分野で継続的な研究が必要とされている．社会的認知理論と自己効力理論は，行動変化に関連する看護研究の指針となった．国内外の個人の健康を改善するために，この研究を継続して構築し，活用していくための継続的な研究が必要である．

原論文：Resnick, B. (2014). The theory of self-efficacy. In M. J. Smith & P. Liehr (Eds.), *Middle range theory for nursing.* 3rd edition. (pp. 197-223). New York：Springer Publishing Company.
許諾：Republish with permission by Springer Publishing Company, Inc. and Copyright Clearance Center. license ID：1046871-1

2

自己効力とモチベーション

Barbara Resnick

要約

　自己効力理論は，特定の活動の効力を信じるほど，その活動を実行する（動機づけられる）可能性が高くなるというものである．高齢者における自己効力信念に関する研究のほとんどは定量的なものであり，行動に対するこれらの信念の影響を一貫して支持してきた．しかし，高齢者のモチベーションに効力信念が実際にどのように影響するか，または効力を高める情報源がこれらの信念を強化するのにどのように影響するかは明確にはされていない．この研究の目的は，リハビリテーションプログラムにおいて高齢者を動機づける効力信念に影響する要因をよりよく理解し，効力信念，モチベーション，行動（すなわちリハビリテーション活動への参加）との関連を明らかにすることである．入院高齢者リハビリテーションプログラムに参加している高齢者77名（女性55名，男性22名）にインタビューを行った．内容分析の結果，効力信念およびリハビリテーションに参加するモチベーションに影響する要因として，個人的期待，パーソナリティ，ロールモデル，言葉による励まし，進歩，過去の経験，スピリチュアリティ，身体感覚，個別化ケア，ソーシャルサポート，および目標の11の主要テーマが，同定された．この知見は，自己効力理論をサポートし，社会的認知理論の枠組みの中で説明することが最善である．

序論

2030年までに，米国では65歳以上の人口が6,600万人になり，国の総人口の22％を占めるようになる(U.S. Department of Health and Human Services, 2000). 65歳以上の人々の中で，85歳以上の年齢層が人口の中で最も急速に増加している層である．高齢化により機能障害や身体障害の可能性が高まり，高齢者が必要とする介護の量や費用に大きな影響を与える．具体的には，地域居住高齢者の約20％が日常生活動作になんらかの困難を抱えており，この割合は85歳以上の人では2倍になる(Cohen, & Van Nostrand, 1995).

モチベーションは，高齢者が障害のある出来事から回復し(Geelen & Soons, 1990；Resnick, 1998a)，機能的活動を継続的に行う上で(Resnick, 1998b, 1998d, 1999a)重要な要因として同定されている．モチベーションは，人に行動を促す内的衝動であり(Kemp, 1988)，行動がどのように活性化され維持されるかに関係している．モチベーションとは，特定の目的を達成するために特定の方法で行動する必要性，意欲，または欲望を指し(Glickstein, 1990)，(a)観察されたイベントではなく推論されたものであり，(b)行動を活性化し，方向づけるという2つの既知の特性に基づいている(Atkinson, 1974). したがって，モチベーションの重要な特性には，内的衝動または欲望が含まれ，目標を達成するための行動が後に続く．一般的に，モチベーションを示す「観察された」出来事として測定されるのは，目標を達成することに向けられた行動または挙動である．

社会的認知理論で説明されている多次元アプローチは，高齢者のモチベーションに影響する多くの変数を理解するのに役立つ．社会的認知理論は，行動，認知，およびその他の個人的要因(すなわち，パーソナリティ)と環境的影響のすべてが，相互の決定要因として相互的に作用するという相互決定論[*1]モデルに基づいている．社会的認知理論(Bandura, 1977, 1986, 1995, 1997)によれば，人間のモチベーションと行動は本質的に先見性によって調整されている．この行動の認知制御は，次の2種類の効力期待に基づいてい

■脚注解説

*1 相互決定論(reciprocal determinism)：個人的要因・環境的要因・行動が相互に作用するという考えで，社会的認知理論の根幹をなしている．

る．(1)自己効力期待(望ましい結果を達成するための行動を遂行する能力に対する個人の信念)，(2)結果期待(特定の結果が個人の行動から生じるという信念)．

　自己効力理論(Bandura, 1977, 1986, 1995, 1997)は，社会的認知理論に由来し，効力期待が強いほど(特定の活動に関連して)，その活動を行うモチベーションが強くなるとされている．Bandura(1977, 1986)はさらに，結果期待は自己効力感の判断に大きく依存しているため，期待は中等度であるが，行動の予測にはあまり影響しないと仮定した．患者がリハビリテーション活動を実行することについて強い自己効力期待(リハビリテーション活動を行うことができると信じている)を持っていて，リハビリテーションに関連する強い結果期待がある(リハビリテーションによって体力や機能が改善すると信じている)場合，患者の治療活動に対するモチベーションは高まる．さらに，このような人々は，病棟でこれらの活動を継続する可能性は高い．

　効力信念は行動特異的かつ動的であり，4つの主要な情報源から発達される．

- 達成体験，または関心のある活動の成功したパフォーマンス
- 言葉による説得．特定の活動を行うことができると実行者にフィードバックすることで伝えられることが多い
- 代理体験，または他の個人(ロールモデル)が特定の活動を行うのを見ること
- 痛み，疲労，不安などの生理的および感情的状態．これは，個人がその活動を行う際に自身の能力を評価するために用いる身体的指標である

自己効力理論を用いた先行研究

　高齢者を対象とした自己効力理論研究の多くは定量的であり，自己効力期待が異なる行動アウトカムと関連していることを実証することにより，一貫してこの理論を支持してきた．これらには，心臓イベント後(Carroll, 1995；Gortner, Rankin, & Wolfe, 1988)や整形外科イベント後(Resnick, 1998c；Ruiz, 1992；Sharma et al., 1996)の機能回復，物忘れの頻度(McDougall, 1993)，および身体的能力と運動活動(Carroll, 1995；Clark, 1999；Conn, 1998；Gecht, Connell, Sinacore, & Prohaska, 1996；Resnick, 1998b；Resnick, Palmer, Jenkins, & Spellbring, 2000；Schuster, Petosa, & Petosa,

1995) が含まれる. 例えば, 股関節骨折の高齢者63例を対象とした研究 (Ruiz, 1992) では, 入院患者の自己効力信念が, 退院後4週 ($R^2 = 11\%$), 12週 ($R^2 = 13\%$) の機能的パフォーマンスを予測していた. 自己効力信念と運動のアドヒアランスの関連は, 座りがちな生活を送る中高年者103名のグループを対象に検討された. その結果, 個人能力の自己効力信念は運動の適応期の行動を予測し, 座位, サイクリング, ウォーキングを行う際の自己効力信念が, 運動のアドヒアランスに直接的に影響することが示された (McAuley, 1992, 1993). 自己効力信念と結果期待はいずれも, 地域在住高齢者の運動行動と有意に相関していることが報告されている (Conn, 1998；Schneider, 1997；Schuster, Petosa, & Petosa, 1995).

効力信念は一貫して行動と関連しているが, 自己効力を高める情報源のどれがそれらの信念を強化するか, または効力信念が実際にモチベーション, ひいては高齢者の行動にどのように影響するのかは不明である. この研究の目的は, リハビリテーションプログラムにおいて, 自己効力感と結果期待がどのように強化され, これらの期待が高齢者のモチベーションと行動にどのように影響するかをよりよく理解することであった.

··········
方法

研究デザイン

この研究はメリーランド大学研究倫理審査委員会によって承認され, すべての参加者はインタビュー前にインフォームドコンセントに署名した. 人口統計学的情報は患者のカルテから得た. この研究は, 自然主義的または構成主義的な調査を用いた (Crabtree, & Miller, 1992；Habermann-Little, 1991). これは, いくつかの基礎となる仮説に基づくアプローチである.
- 現実は動的で多元的である
- 現象はそれらが起こる文脈内で研究されなければならない
- 研究者は研究プロセスに不可欠な存在である

サンプル

この研究は米国東海岸の小規模整形外科病院の入院高齢者リハビリテー

ション病棟で実施した. サンプルには, 整形外科手術またはイベント後にリハビリテーションプログラムに入院した65歳以上の成人77例であり, ミニメンタルステート検査(Folstein, Folstein, & McHugh, 1975)で24点以上のスコアを示し, 抑うつ状態(Yesavage et al., 1983), 不安(Spielberger, 1983), 失語症(David, 1991)のエビデンスがない者であった. サンプルは女性55例(71%), 男性22例(29%)で, 平均78歳(SD ±7.2), 年齢範囲は65〜93歳であった. 参加者の82%は白人で, 残りの18%はアフリカ系アメリカ人であった. 26例(34%)は待機的人工膝関節全置換術のために入院し, 16例(21%)は待機的人工股関節全置換術, 7例(9%)は人工股関節全置換術で修復された股関節骨折, 14例(18%)は観血的整復内固定で修復された股関節骨折, 14例(18%)は他の整形外科イベントまたは骨折であった. 大多数は入院前に同居者と自宅で暮らしていた. リハビリテーションの平均入院期間は11.2(SD ±5.2)日であった.

> この研究の目的は, リハビリテーションプログラムにおいて, 自己効力感と結果期待がどのように強化され, これらの期待が高齢者のモチベーションと行動にどのように影響するかをよりよく理解することであった.

手続き

リハビリテーションプログラムからの退院前48時間以内に半構造化インタビューを行った. インタビューは患者のベッドサイドでインフォーマルに行われ, 約20〜30分間であった. インタビューはすべて録音し, 逐語的に書き起こされた. インタビューは, 情報提供者にリハビリテーションの経験について話してもらうことから始まった. その後, 参加者がリハビリテーションプログラムに参加し, 機能的活動を行うモチベーション(意欲, 動因)を助けたり妨げたりしたと思われるものに焦点を当てた質問を行った. また, リハビリテーションに対する信念や期待, 機能的能力に関する信念について話し合い, これらの信念がリハビリテーションへの参加や機能的活動へのモチベーションにどのように影響したかについて話し合うよう励ました.

データ分析

データ分析は, 基本的な内容分析 (Crabtree, & Miller, 1992；Miles, & Huberman, 1984) を用いて行い, 最初のインタビューから始めた. 分析は, インビボコーディング[*2] (Dowd, 1991) またはグラウンデッドコーディング (Glaser, & Strauss, 1967) から始まった. これは情報提供者自身の言葉を使用して特定のアイデアをとらえるコーディングである. このうち, 先入観が入らないようにインビボコーディングを使用した (Dowd, 1991；Glaser, & Strauss, 1967). 以下は, インビボコーディングの2つの例である.

識別されたコードは「励まし」であった：

> まず, 彼女は私に一歩一歩物事を進めるように「励まし」, 根気強くつき合ってくれました. 一番大事なのは「励まし」でした. 彼女は私に「あなたならできるよ」と私に言ってくれますが, 無理に押しつけてくることはありませんでした.

識別されたコードは「決心」であった：

> 「決心」は, 私がその階段を上れると私が信じるのを助けてくれました. 家にいた時, 私はゴミを階段に落としてから引きずっていました. 私は洗濯物を持って, 階段を一歩ずつ上がっていきました.
>
> 私は「決心」しました！やるしかないのです. 私はそこに座って死ぬつもりはありません.

コードリストと各コードの定義が開発され, 新しいコードが追加されるたびに継続的に改訂された. 次いで, これらのコードは類似点および相違点に従ってグループ化された. 例えば, 「痛み」「疲労」「息切れ」といった機能的活動のパフォーマンスに影響する身体感覚に関するデータから開発されたいくつかのコードは, 「身体感覚」のカテゴリーにまとめられた. 同様に, 最初は「親切」「ケアリング」「ユーモア」としていたコードは, 参加者が個別化

■脚注解説

*2 コーディング (coding)：調査票のデータを類型化して記号やキーワードに置き換えること. 符号化. 質的研究では, 文章を構成する概念をコードと呼び, 質的データをカテゴリーに分類し, コード (記号) をつけることをいう. グラウンデッドセオリー・アプローチでは, グラウンデッドコーディング (grounded coding) とは, 収集した質的データのいきいきとした生きた言葉を, 抽象化するのではなく, そのまま抜き出して, コード化することをいう. インビボコーディング (in vivo coding) とは, インタビューで語られているそのままの言葉 (インビボ・コード in vivo code) を用いることをいう.

されたケアを受けていると感じた方法を記述したもので,「個別化ケア」の
カテゴリーにまとめられた.

> 参加者が自分たちが活動を行うことができると思った場合,そ
> の活動を実行するモチベーションがあった.逆に,能力がある
> と思わなかった場合は,特定の活動を実行しなかった

質的データの信頼性

データの信頼性とは,研究中の現象に対する知見の信頼性,適合性,およ
び適用可能性を指す(Lincoln, & Guba, 1985).この研究データは,最初の参
加者によって研究の初期に特定された個々のコードがその後の研究参加者と
ともに継続的に確認されるように,4か月間にわたって収集された.そうす
ることで,知見の信頼性がサポートされた.例えば,少数の参加者によって
スピリチュアリティが関連要因として識別されるとすぐに,その後の参加者
は,リハビリテーションの経験に対するスピリチュアリティの影響について
話すように促された.

また,この研究における知見の信頼性についても,調査結果をリハビリ
テーションチームの10名のメンバーに提示し,チームメンバーがデータ中
の情報提供者を識別できるかどうか,知見に同意するかどうかを評価するこ
とで対応した.参加したチームメンバーは個々の患者を識別し,知見にも同
意した.

データの確認可能性または監査可能性は,それらの事実上の側面の客観性
を指す(Lincoln, & Guba, 1985).データの確認可能性は,コード化された
データのランダムなサンプルおよびコードとカテゴリーの定義をリハビリ
テーション看護師に提供することによって検討された.評価者は,コーディ
ングプロセスに同意するかまたは同意しないように求められ,それによって
その客観性を確認した.70%のレベルは,監査可能性の十分なエビデンスと
見なされた(Atwood, & Hinds, 1986;Miles, & Huberman, 1984).評価者と
インタビュアーとの間には95%の一致があった.コードの定義とコードの

分類も，質的看護研究者と老年リハビリテーションに精通した2名の家庭医とで検討された．すべてのレビューアーは，定義されたコードおよびコードの分類に同意した．

結果

　最初に，データ中に36個のコードが識別された．これらのコードは22のカテゴリーに分類され，ここから11の主要テーマが特定された．テーマは，回復能力やリハビリテーションプログラムに参加して機能的活動を行うモチベーションに対する参加者の信念に影響した要因を反映している．11のテーマには，個人的期待，パーソナリティ，ロールモデル，言葉による励まし，進歩，過去の経験，スピリチュアリティ，身体感覚，個別化ケア，ソーシャルサポート，目標が含まれた．

個人的期待

　個人的期待は，能力に関する特定の信念（自己効力感），結果に関する特定の信念（結果期待），結果に関する一般的な信念（一般結果期待）の3つのタイプとして説明された．階段を上る，または歩くなど，特定の活動を実行する能力についての個人の信念を指す特定の信念は，活動のモチベーションとパフォーマンスの両方に影響した．参加者がその活動ができると思った場合，彼らはその活動を行うモチベーションを持った．逆に，能力があると思わなかった場合，特定の活動を実行しなかった．

　　…私はただそれを（歩行）やります．私は先に進んでそれをやります．私はそれができると信じています．私はそれをそのまま続けます．

　　…私は階段が怖くて怖くて．それができるとは全く思いませんでした．家に帰ってからならどころか，今すでに階段のことを考えられません．

　特定の結果期待は，特定の活動を実行すると期待される結果がもたらされる（すなわち，リハビリテーションへの参加は機能的パフォーマンスを改善する）という信念として説明された．この信念は，個人にリハビリテーションプログラムに参加するモチベーションとなった．

　　…それは（治療は）私がやらなければならないと信じていたものでした．自分にできるかどうかは考えていませんでした．家で自分で対処したいの

なら，それが必要だと思っていました．

　…この治療法が役に立つと確信しています．この確信がなければ，治療に行かず，立ち去っていきます．

　…治療が役に立つと確信していましたが，できるとは思いませんでした．試してみて，自分にもできることを学びました．やってみるだけで，いろいろなことができるようになります．

一般結果期待は，行動やリハビリテーションプログラムへの参加に関係なく，回復と回復プロセスについての信念として説明された．これらの信念は，参加して実行するモチベーションを高めるか，あるいは低下させる可能性があった．例えば，個人が回復すると信じていなかった場合，リハビリテーション活動に参加するモチベーションはなかった．

　…この手術のために病院に行ったとき，絶対に成功するという気持ちしかありませんでした．私は医師を信頼していたので，自分がよくなると確信していました．

　…どんなに頑張ってみても，93歳で治療を受けても，そこから得られるものには限界があります．93歳で，私はもっと強くなることを期待していません．

同様に，時間が経てば回復すると信じていた場合，リハビリテーション活動に参加するモチベーションが低下した．

　…私は治るのに少し時間がかかるとは思いますが，さほど長くはないと思います．治ったら歩けるようになります．

効力信念に影響した情報

参加者は，特定の活動を実行し，全体的な回復を目的としたリハビリテーションに参加する能力についての信念は，程度の差はあるが，ロールモデル，言葉による励まし，リハビリテーションにおける自身の進歩，過去の経験，スピリチュアリティ，身体感覚に影響されることを示した．

ロールモデル

治療の場や病棟で，似たような他者またはロールモデルを見ることの影響に関しては，ばらつきがあった．参加者の中には，自分と同じような他の高齢者を「悪くなる」または「より進んでいる」というように見ると，自分自身の回復についての信念にポジティブに影響し，最終的にはプログラムに参加

するモチベーションとなったと話した。自分より低い機能レベルにある人が治療に参加している場合，参加者は「自分にもできる」と励まされたと感じた。同様に，自分がまだできていないスキルを他の誰かがうまくやっているのを見ることで，多くの参加者は，「自分もすぐにそのスキルを実行できる」と信じるようになった。

　…また，ここにいる他の人を見ると，自分がどれほど幸運だったのかがわかりました。自分より恵まれない人を見かけたら，その人たちにそれができるなら，自分もそれができると思うようになります。

　…自分と同じことにさらされている人を見れば，自分は1人ではないということがわかるので，やる気が出てきます。

　…私は私の教会から2人の女性を見ました。彼女らは治療の終盤で，数人が階段を上るのを見ました。私は彼女らを見て驚きました。彼女らは私が目指しているところに行っており，それは私の励みになりました。

参加者の中には，「悪くなった」か，より高齢であった他の参加者がうまく行っているのを見ると，個人的な進歩についてネガティブな感情を抱いたり，気分に影響したり，またはその両方が起こった。

　…ここにいる年配の人たちが動き回るのを見ると，時々動揺しました。嬉しかったのですが，私は自分の体がどうなっているのかを知っているので，その人たちよりゆっくり動いているように感じました。そんな姿を見て私は時々落胆しました。

リハビリテーションプログラムで他の患者を見てもまったく影響がないと話した参加者もいた。

　…私は他の人たちが治療を受けているのを見て，彼らと同じことをしていました。影響はありませんでした。私は自分のやっていることに集中していました。

> スタッフ，家族，友人からの言葉による励ましは，期待に影響し，参加者をより楽観的にすると報告された。

言葉による励まし

　スタッフ，家族，友人からの言葉による励ましは期待に影響し，参加者を

より楽観的に感じさせると説明された．言葉による励ましの例としては，関心のある活動を行うことができた，リハビリテーションでよくやって進歩した，リハビリテーション活動に参加し続けて機能的に改善することができた，などがあげられた．言葉による励ましは，活動を行う前とその後の両方で，継続的に参加するために重要であった．

　…励ましのおかげで私はそれができると思いました．彼女は，『あなたは階段で苦労することないです．私たちは簡単にするつもりです！』と言ってくれました．そして，私は，階段で問題はまったくありませんでした．彼女が私に「できる」と言ってくれたことがとても役に立ちました．

　…私を励ましてくれたのは，とても役に立ちました．『あ，一度だけ試してみてください．ええと，脚を持ち上げるように』．私はそんなことをすることは決してないと思っていましたが，できないなら，彼女は私にそれをするようには言わないだろうと思ったので，私はそれを試してみました．

　…まあ，やったことがすごいと言われ，それはとても役に立ちました．やる気になるんです．その励まし．それで少し励まされました．

　…励ましが大きな助けになったと思います．彼らはほめ言葉で私をとても高揚させてくれました．

　…彼ら（私の家族）は私に治療を続けるように励ましてくれました．彼らは，私が回復し，家でも同じことをしなければならないと言い続けました．

進歩

参加者は，治療に行って進歩があることで，治療に耐え，機能的活動を行う能力についての信念が強化され，参加し続けるモチベーションが高まったと話した．

　…彼らがここでやっていることは，知らなかったことをたくさん教えてくれ，練習させてくれることです．私のためにしてくれていることは，あなたたちではなく，私を助けることです．しかも，私を大いに助けることです．ここで練習して上達したら，私は家に帰って同じことができると信じています．

　…自分が行っていることの進歩によって，私は続けられるようになり，少しずつできるようになりました．治療中の運動が役立ったので，部屋に戻ったらここに座って，もう少し運動しようと思いました．

過去の経験

　他の整形外科的な出来事やリハビリテーションを受けたことは，回復能力やパフォーマンスについての信念に影響した．リハビリテーションで成功した経験のある高齢者は，リハビリテーションが自分を助けてくれると信じ，それがリハビリテーション活動に参加するモチベーションを高めるのに役立ったと話した．

　　…私はリハビリで他の経験をしたことがあり，以前にそれをやったことがあるので，それが役に立っています．

　　…過去の経験も役に立ったと思います．私は以前にひどい事故にあい，そこから回復しなければなりませんでした．私はそれをしたし，再びそれをできると信じています．病院に初めて来た人たちを見て，彼らが石のようになっているので，私は過去の経験が違うと確信しています．

　　…私は以前，ひざが悪くなって，手すりと松葉杖を使って階段を上がったことがありますが，もう一度やってみることができます．

参加者が経験した個別化ケアは，モチベーションの向上と治療への参加を往復運動させた可能性がある

スピリチュアリティ

　何人かの参加者は，神への信仰と祈りは，自分の能力と回復に対する信念に影響するものであると話した．彼らは，自分が神に立ち返り，出来事から回復し，階段を上がるなどの活動を行うのを神が助けてくれると信じていたと話した．

　　…もし私が信仰を持っていなかったら，プログラムを終了することはできなかったでしょう．私は私がしなければならないことができるように，主に私に力を与えてくださいとずっと頼み続けます．主がいなければ，私はこの世で成し遂げることはできません．

　　…神を信じていなければ，手術を受けていなかったでしょう．そして今，私は足で歩いています！

　　…だれも知らないが，私は自分に言いました，『神よ，あなたが助けてくれるなら，私が階段のてっぺんまで行き，降りてきます』．

身体感覚

参加者の中には，身体的問題，特に痛み，疲労，不安，息切れが自分の能力に対する期待に影響し，パフォーマンス（機能的活動およびリハビリテーションへの参加）に影響したと話した．

…今日は気分が悪く，今日の治療はうまくいかないと思います．今日はだめだ．疲れすぎです．

…痛みで止められました．私は痛みを乗り越えることができませんでした．セラピストは素晴らしかった．できれば起き上がろうと思ったが，痛みで止まってしまいます．

…痛み．痛みがひどくて私を止めてしまいます．痛みが自分を支配するので，動くことができません．時間が経ち痛みが消えれば，できるようになると思います．

しかし，痛みを経験したにもかかわらず，治療に参加し続けた高齢者もいた．彼らは，治療に参加すれば回復すると信じていたか，自分の目標を達成することを決意していたか，あるいは信念と決意の両方を持っていたため，痛みに耐えようとした．

…痛みはありましたが，私はそれに耐えて取り組みました．セラピストが私を助けようとしてくれましたし，強くなるためには治療をしなければならないと思っていました．

…痛みは，何とかがまんできるか，がまんできないかは，その人次第です．ある人は『私は4日でここから出るつもりです』と言うかもしれません．私がしてはいけないようなことを強制するかもしれません．人によっては他の人よりも痛みに対処することをいとわないのです．

ソーシャルサポート

ソーシャルサポートは，言葉による励ましだけでなく，外界とのつながりや「精神的支援」，洗濯などの特別な介護支援を提供している．このような行動は，他の人が気にかけてくれていると参加者に感じさせることで，参加者を助けた．

…私の友達が助けてくれました．ある晩，私は少しがっかりして，これはかなり難しいと感じていたら，友人はチョコレートの小さな箱を買ってきてくれました．素敵なチョコレートの箱．私は小さな子供のように布団の中でそれらを食べました．朝までに私はまた自分を取りもどしました．

それは外の世界からのちょっとしたものでした.

　…家族なしではできなかったでしょう. 彼らは私を助け, 時間を過ごすのを手伝ってくれました.

　…家族は私が家に帰る準備を手伝ってくれました. 精神的支援もしてくれたと思います.

個別化ケア

　個別化ケアは, 医療提供者が参加者を独自のニーズと関心を持つ人々として認識していることを反映したケアであると説明された. 例えば, 看護師やセラピストが治療前に休息が必要であると認識した場合(個人差の認識), または単に優しく親切な方法で話しかけただけで, リハビリテーション活動に参加するモチベーションが高まったと話した.

　…彼女(セラピスト)は, 私が, 昨日気分が悪かったことを知りました. 私がベッドに横になっているとき, 彼女が私を迎えにきたので, 私は靴を履いたり, 何かを着たりする必要がありました. とにかく, 他に連れて行く人がいるからその後で戻ってきて私を連れて行くと言ってくれました. 彼女は私に少し休むように言いました. 休んだら, かなり良くなりました. 彼女は私がどう感じているか気にかけているように感じました. それは大きな違いをもたらしました.

　…笑顔で話しかけてくれたり, 助けてくれたりするのです. ここにいるみんながいなければ, 今の私はありません. 一番大事なのは, 話しかけ方と笑顔です. 部屋の前を通ると, 彼らは『おはようございます. お元気ですか?』と言って, 気持ちを高めてくれます.

　参加者が経験した個別化ケアは, モチベーションの向上と治療への参加に呼応していた可能性がある. それはスタッフの親切やケアへの恩返しの一つの方法だった.

　…スタッフのおかげで, 治療に行き, できるだけ一生懸命取り組みたいと思う意欲がわいてきます. これまで何度も入院していますが, こんなに気持ちのよい場所に来たことはありません.

パーソナリティ

　参加者は, リハビリテーションプログラムに参加するモチベーションとなったのは, 自分の基本的なパーソナリティであることを認識した.

　…私はその決意と意志力を得ました. 彼らは私が大変強いと言ったもの

です．自分でできることは，他の人に頼んではいけません．

　…私はやると決めていただけです．それがまさに私のあり方だと思います．私が何かをしようと心に決めたとき，私はただそれをしようとしているだけです．私はこれだけ，ただそれだけのことをやっていくつもりです．私は一生懸命働いてきました．

目標

参加者は，目標を持つことで，治療に参加し，機能的活動を行うモチベーションを高めるのに役立つと話した．目標は旅行や車の運転など，具体的なものもあれば，家に戻ったり，機能的独立を取り戻したりしたいなど，一般的なものもあった．

　…もう1つ私が良くなった理由は，自分ができなくなったものに戻りたいということでした．毎年春になるとユタ州に息子を訪ねますが，またそうしたいと思っています．

　…以前のように自分の面倒を見られるようになりたいです．

　…私は自分の車を運転できるようになりたいです．

　…私はモールに行ってランチを食べるのが好きです．それに戻りたいです．

目標を持っていなかったり，リハビリテーションの過程で役に立たない目標を持ったりしている参加者もいた．彼らは治療に行くことや機能的活動を行うことを拒否した．

　…最初に来たときは目標がありましたが，満足していませんでした．私は何もせずにすべてを忘れたいと思っていました．

考察

　参加者が，効力期待がモチベーションと行動に影響すると説明したことから，われわれの結果は自己効力理論（Bandura, 1977, 1986, 1995, 1997）を支持するものである．参加者は，リハビリテーションに参加し，機能的活動を行う意欲は，特定の活動を実行する能力に対する信念，さらに重要なことには，それらの活動の結果として彼らが予期したアウトカムに影響を受けていると述べた．これは，Banduraの提案とは対照的である．Banduraの提案は，結果期待は自己効力期待の効果を超える行動をほとんど説明できないと

いうものである．Bandura（1997）は，予想される結果へのモチベーション
の可能性は，それらの結果に置かれる主観的価値によって異なると述べてい
る．高齢者，特にリハビリテーションプログラムに参加する人は，回復を重
視しており，リハビリテーションに参加し，機能的活動を行うことで回復に
役立つと信じているため，動機づけられていると考えられる．

　参加者は，自己効力感と結果期待の信念に加えて，第三のタイプの信念，
つまり一般結果信念または期待を説明した．一般結果信念は，行動に関係な
く特定の結果が生じるという信念である．例えば，治療を受けたかどうかに
かかわらず回復すると信じる人もいれば，治療の有無にかかわらず機能の回
復や改善の望みがないと信じる人もいた．これらの信念は，治療に参加した
り，機能的活動をしたりする彼らの意欲に影響した．

> 一般結果信念は，行動に関係なく特定の結果が生じるという信
> 念である

　この研究の参加者は，Bandura（1977, 1986, 1995, 1997）が以前特定した効
力情報の4つの情報源（行動の達成経験，代理体験，言葉による説得，生理
的および感情的状態）が，効力期待と行動に影響すると説明した．これは，
効力期待を強化し，高齢者がリハビリテーション活動に関与するモチベー
ションを与えるための介入を開発するための重要な枠組みを提供する．高齢
者にリハビリテーションで成功したことを思い出させる，リハビリテーショ
ンを完了した人に紹介する，リハビリテーション活動に伴う不快な感覚を軽
減するなどの簡単な介入は，効力期待とモチベーションを強化するのに効果
的である．

　Banduraによっては具体的に説明されていない，高齢者の信念，モチベー
ション，行動に影響した他の要因は，個別化ケア，ソーシャルサポート，お
よびスピリチュアリティであった．社会的認知理論の枠組みでは，個別化ケ
アとソーシャルサポートが，高齢者が置かれている環境を構成している．こ
の環境が優しく，思いやりがあり，人のニーズに敏感であると知覚される
と，高齢者がリハビリテーションに参加して機能的活動を行うモチベーショ
ンとなる．スピリチュアリティは，概念的に人の一部であり，最高の存在へ

のこの信念は，回復プロセスへの信念を促進する．

　これらの知見を実証するには継続的な研究が必要である．これらの知見は，1つのサンプルと1つのリハビリテーションプログラムに基づいている．この研究の結果は，モチベーションと行動に対する効力信念の影響をサポートし，高齢者における効力信念に影響する多くの要因を特定した．社会的認知の枠組み，特に相互決定論の中で知見を解釈することは，自己効力理論によって示唆された線形アプローチを超えて，モチベーションと行動の理解を広げるのに役立つ．さらに，社会的認知理論は，個人のパーソナリティがモチベーションの本質的な側面であるかもしれないが，多くの他の要因がリハビリテーション活動を行うモチベーションにも影響することを思い出させる．高齢者の効力期待やモチベーションに影響する多くの要因を慎重に評価し，適切な介入を通常ケアに組み込むことで，リハビリテーションへの参加と機能的能力のパフォーマンスを向上させ，最高レベルの機能を達成できるようにすることができる．

看護への示唆

　この研究で特定されたテーマは，モチベーションのモデル「モチベーションの車輪」に発展した．このモデルは，看護師にモチベーションの包括的評価を行うよう促し，高齢者のモチベーションに影響する多くの要因を探るためのガイドとなる（**図1**）．車輪上の各スポークの評価は，看護師や他の医療提供者がリハビリテーションプログラムに参加する高齢者のモチベーションを強化するための適切な介入を開発し，実施するのに役立つ．これらの領域の評価は，特定の測定ツール（Resnick, 1998d；2001a）を用いて行うことも，または初期の患者病歴に基づいて行うこともできる．例えば，看護師はリハビリテーションへの参加に関する患者の自己効力感や結果期待を評価することができ，それらが低い場合，言葉による励ましや教育などの介入を実施することができる．これらの介入は，最終的に自己効力感と結果期待を改善し，それによってリハビリテーションへの参加を改善する．同様に，患者は治療やさらなる診査に行くことを拒否する場合があり，モチベーション・モデルを用いることで，拒否がリハビリテーション活動に関連する痛みや疲労によるものであることが明らかになる場合がある．痛みを認め，それを緩和

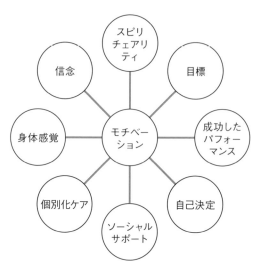

図1　モチベーションの車輪

することは，患者が治療に参加するモチベーションを与えるのに役立つ．モ
チベーションへのこの包括的アプローチは，最適なリハビリテーション看護
ケアをもたらし，リハビリテーション中の患者が可能な限り高い機能レベル
に戻ることを保証するのに役立つであろう．

原論文：Resnick B.(2002) Geriatric rehabilitation：the influence of efficacy beliefs and motivation. *Rehabilitation Nursing,* 27, 152-159.
許諾：Republish with permission by Wolters Kluwer Health, Inc. and Copyright Clearance Center. license ID：4871501298795

3

高齢者の機能状態と
自己効力感・結果期待

Barbara Resnick

要約

　モチベーションは，特に機能的活動のパフォーマンスに関して，高齢者の回復プロセスにおける重要な変数である．残念ながら，モチベーションは評価されないことが多く，患者はコンプライアンスが悪く，モチベーションがなく，実行する意思がないと見なされる．自己効力理論は，モチベーションを説明し，介入のガイドラインを提供する．このような介入は，自己効力感と結果期待を強化し，それによって機能的活動を改善する．機能的活動の自己効力感と結果期待尺度は，効力期待を評価し，医療者がモチベーションと行動を改善するケアプランを立てるのに役立つ．

序論

　モチベーションは，高齢者が障害から回復し，機能的活動を行う能力の重要な変数である (Resnick, 1998a, 1998b, 1999a)．残念ながら，リハビリテーションにおける研究の焦点は，一般的に機能的活動のパフォーマンスに影響する身体的・医学的要因に焦点が当てられ，高齢者の心理社会的行動にはあまり注意を払っていない．しかし，医療費を抑える取り組みが最優先課題である現代の政治経済では，リハビリテーション過程を促進し，高齢者がリハ

ビリテーション能力を最大限に活用できるように，モチベーションの影響を探求することが不可欠である．

自己効力理論

　自己効力理論では，自己効力感と結果期待は，あらゆる状況に応じて，行動，モチベーションレベル，思考パターン，感情反応に影響するとされている（Bandura, 1977）．自己効力期待は，特定の目標を達成するための一連の行動を実行する個人の組織化と能力の判断に焦点を当てている．結果期待とは，特定の行動がもたらす結果（すなわち，リハビリテーションに参加すれば，強くなる，歩けるようになる）を指す．理想的には，行動は自己効力感と結果期待の両方を考慮することで最もよく予測される（Bandura, 1995, 1997）．

　この理論は，社会的認知理論に基づいており，三者相互作用に基づく相互作用の概念を用いている（Bandura, 1977, 1986）．相互決定論のモデルでは，行動，認知および他の個人的要因，ならびに環境的影響はすべて，相互の決定要因として相互作用的に機能する．相互関係とは，行動，個人的要因，環境的影響の影響が等しいことを意味するものではない．状況に応じて，1つの要因の影響は別の要因よりも強くなる可能性があり，これらの影響は時間とともに変化する可能性がある．

自己効力感と結果期待

　Banduraは，自己効力感と結果期待とを区別した．個人は特定の行動が特定の結果をもたらすと信じているかもしれないが，その結果をもたらすために必要な行動を実行できるとは信じていない場合がある．例えば，ホワイト夫人は，リハビリテーションの結果，自立して家に帰れると信じているかもしれないが，部屋を横切って歩くことができるとは思わないかもしれない．そのため，ホワイト夫人は，リハビリテーションプログラムに参加しないかもしれないし，歩行活動を行う意思がないかもしれない．

　Bandura（1977, 1986）は，結果の判断は主に個人の自己効力期待に基づいていることを示唆している．予想される結果の種類は，一般に，行動をどれ

だけうまく実行できるかという判断に依存する．すなわち，自分自身を非常に効力があると考える個人は，好ましい結果を期待する．しかし，結果期待は，自己効力期待から分離することができる．これは，特定の結果をもたらすアクションがない場合，または結果がパフォーマンスのレベルまたは質に緩やかにつながっている場合に発生する．例えば，リハビリテーションに参加して機能的自立を回復しても，帰宅ではなく高齢者施設に入所することがわかっていれば，その行動は結果期待（高齢者施設への入所）の影響を受けやすい．この状況では，ホワイト夫人のパフォーマンスが同じ結果であっても，結果期待は，自己効力期待とは関係なくホワイト夫人の行動に影響する可能性がある．

　期待される結果は，外的結果が確定した場合，自己効力感の判断から部分的に分離できる．例えば，看護師が8時間のシフト中に6人あるいは10人の患者にケアを提供しても，看護師は同じ給与を受け取る．これは，パフォーマンスに悪影響を与える可能性がある．個人が，特定の行動を実行する能力は，その行動を実行する結果よりも価値があると考えることも可能である．例えば，リハビリテーションの高齢者は，リハビリテーション過程に関連する運動や活動を実行できると考えているかもしれないが，運動を実行すると機能的能力が改善されるとは思わないかもしれない．一部の高齢者は，運動ではなく安静が回復につながると考えている．この状況では，結果期待が，パフォーマンスに直接影響する可能性がある．

自己効力感と結果期待の情報源

　認知は真空状態では起こらない．Bandura（1977, 1986, 1995）は，個人の自分自身についての概念は，4つの異なるプロセスを通して開発され，検証されることを示唆した．(1) 行動の達成，または実際に関心のある活動を実行する，(2) 代理体験，または適切なロールモデルが活動を実行することを見る，(3) 信頼できる情報源からの言葉による励まし，(4) 生理的フィードバック，より具体的には，所定の活動に関連する感覚の解釈．外部からの影響は，認知の発達だけでなく，それらの活性化にも役割を果たす．さらに，効力期待は，次の要因によって影響を受ける可能性がある．(1) 騒音，タスクの複雑さ，注意散漫などの外部タスク要因，(2) 喚起状態，健康状態，ま

たは気分などの内部要因，(3)内部要因または外部要因の変動性(すなわち，気を散らすものを取り除くことができるか，または彼が行ったタスクをより簡単にすることができるか)，(4)特定の行動に関する自己効力期待に影響するさまざまな要因に対するコントロールの程度．

自己効力感と結果期待の機能的活動への影響

コミュニティ(Gill, Robison, & Tinetti, 1997；Kempen, van Heuvelen, van Sonderen, van den Brink, Kooijman, & Ormel, 1999；Mendes de Leon, Seeman, Baker, Richardson, & Tinetti, 1996)および長期ケア環境(Resnick, 1998b)における障害のある高齢者の回復に，自己効力期待と結果期待が有意に影響することがたびたび実証されている．また，自己効力期待は，脳卒中(Robinson-Smith, Johnston, & Allen, 2000)，心臓イベント(Allen, Becker, & Swank, 1990；Carroll, 1995；Gortner, & Jenkins, 1990；Sullivan, LaCroix, Russo, & Katson, 1998)，股関節骨折や関節置換術などの整形外科イベント(Resnick, 1998a, 1998b；Ruiz, 1992)の直後の回復に影響することが報告されている．624例の地域在住高齢者のサンプルでは，自己効力期待は，神経症傾向や成熟を含む他の心理的属性を調整した後でも，日常生活動作の実行と有意に関連していた(Kempen, van Heuvelen, van Sonderen, van den Brink, Kooijman, & Ormel, 1999)．同様に，地域在住の213例の高齢男女のサンプルでは，年齢，認知状態，運動能力の高さ，良好な栄養状態に加えて，自己効力期待が2年間にわたる機能回復と関連していた(Gill, Robison, & Tinetti, 1997)．

2つの異なる長期介護施設の居住者の研究(Resnick, 1998b)では，機能的パフォーマンスへの影響に関して，モチベーション(自己効力期待，結果期待，およびモチベーションのパーソナリティの構成要素)，下肢機能，居住年数，および転倒の恐れが検討された．モチベーションと下肢機能は，機能的パフォーマンスに有意に影響し，機能的パフォーマンスの分散の81％を占めた唯一の変数であった．モチベーションは，日常生活動作のパフォーマンスの分散の33％を独立して占めた．

> 自己効力期待および結果期待は，障害のある高齢者の回復に有意に影響する

　自己効力期待は，心疾患のある高齢者の機能的活動の回復に一貫して関連している（Allen, Becker, & Swank, 1990；Gortner, & Jenkins, 1990；Jenkins, 1985）．冠動脈疾患（心臓カテーテル検査に基づく）のある198名の高齢者のグループにおいて，自己効力期待は，ベースラインの機能，不安，抑うつをコントロールした後，身体機能を有意に予測した（Sullivan, LaCroix, Russo, & Katson, 1998）．冠動脈バイパス手術を受けた高齢者では，自己効力期待が歩行と活動の最良の予測因子であった（Allen, Becker, & Swank, 1990；Gortner, & Jenkins, 1990）．

　Ruiz（1992）は，股関節骨折後の身体機能に対する自己効力期待の影響を検討した．入院中に63名の高齢者にインタビューを行い，その後，術後4週間と12週間に電話をした．術後4週目の活動量の分散のうち入院中の抑うつが7％を占め，自己効力期待がさらなる6％を説明した．術後12週間の活動量では，入院中の抑うつが分散の10％を占め，入院中の自己効力期待が活動量の分散の11％を占めた．最後に，術後4週間の抑うつおよび自己効力感の測定値は，術後12週間の活動量の分散のそれぞれ13％および11％を占めた．

　Resnick（1998a）は，整形外科イベント後の高齢者のリハビリテーションへの参加に関する自己効力感と機能的活動のパフォーマンスとの関連を検討した．この研究には，女性55名（71％）と男性22名（29％）の計77名の高齢者が含まれた．参加者の平均年齢は78±7.2歳であった．リハビリテーションプログラムの平均入院期間は11.2±5.2日であった．リハビリテーションプログラムへの入院時の機能的能力に対する自己効力期待は，入院時（r=.59，p<.05）と退院時（r=.52，p<.05）に観察された機能的パフォーマンスに有意に関連していた．退院時の自己効力期待も退院機能と有意に関連していた（r=.69，p<.05）．

　結果期待は高齢者の行動の予測因子として自己効力期待よりも優れている可能性があるというエビデンスにもかかわらず，機能的活動に関連する結果期待は，あまり一般的に検討されていない（Resnick, Palmer, Jenkins, & Spellbring, 2000）．しかし，整形外科イベント後のリハビリテーションプロ

グラムに参加した高齢者を対象としたResnick (1998a) による研究には, 結果期待が含まれていた. リハビリテーションプログラムへの入院時の機能的活動に対する結果期待は, 入院機能と有意に関連し (r = .37, p<.05), 退院機能とさらに強く関連し (r = .45, p<.05), 機能的活動に対する退院結果期待は退院機能と有意に関連した (r = .40, p<.05).

リハビリテーションや機能的活動へのモチベーションに影響を与える要因を調査した質的研究 (Resnick, 1994, 1996) は, 行動に対する自己効力感と結果期待の重要な影響をさらに裏づけていた. これらの研究では, 個人的期待は, (1) 能力 (自己効力感) に関する特定の信念, (2) アウトカム (結果期待) に関する特定の信念として説明されていた. ウォーキングなどの特定の活動を行う能力に対する個人的信念に言及した特定の信念は, 活動のモチベーションとパフォーマンスに影響した. 参加者が, その行動ができると信じていた場合, その行動が参加者の行動を後押ししたり, 動機づけたりした. 逆に, 自分にはできると信じていなかった場合, 彼らは特定の活動を実行しなかった.

　私はただそれを (散歩) するだけです. 私はただ前に進んでそれを行うだけです. 私はできると信じていたので, そのまま続けました.

結果期待は, 特定の活動を実行すると期待される結果をもたらされる (すなわち, リハビリテーションに参加すると機能的パフォーマンスを向上する) という信念として説明された. この信念は, 個人がリハビリテーションプログラムに参加するモチベーションを与えた.

　それは (治療) 私がしなければならないと私が信じたものでした. 私はそれが自分にできるかどうかは考えませんでした. ただ家で自分で対処したいのなら, やらなければならないと思っていました.

　ウォーキングや入浴, 着替えの練習をすることで自信が持てるようになりました. 自信がなければ, 私は治療に行かないでしょう. 私は去ります.

機能的活動への自己効力感と結果期待の測定

SEFA（Self-Efficacy for Functional Activities）尺度（Resnick, 1999b）は，機能的活動（補助装置の有無にかかわらず）を実行する能力に対する自信を評価するよう参加者に求める9項目の尺度である．活動には，入浴，着替え，移動，排泄，歩行，階段昇降が含まれる．SEFA尺度は，面接で実施される．参加者は，質問内容を聞いて0～10までの数字（0は自信なし，10は完全に自信あり）で，機能的活動を実行する能力に対する現在の信念を評価するように指示される．各活動の数値評価を合計し，活動の数で割ってスコアリングする．自己効力感は，自己効力期待に影響する可能性のある他の尺度に参加者が答える前に評価されるべきである．また，当該活動を現実的に実行できる参加者のみをこの研究に参加させる．そうでなければ，行動を実行する能力に対する信念ではなく，希望的観測の尺度となるからである．

OEFA（Outcome Expectations for Functional Activities）尺度（Resnick, 1998a）は，パフォーマンスが特定の結果をもたらすという個人の信念の強さに焦点を当てた6項目の尺度である．各項目について，1（まったくない）～5（大いにある）の範囲のスケールがある．スコアリングは，SEFA尺度について説明したものと同じである．これらの測定の信頼性と妥当性について十分なエビデンスがある（Resnick, 1998a, 1998b）．

機能に関連する自己効力感と結果期待を強化する介入

行動の達成，または行動の実際のパフォーマンスは，一般的に自己効力期待を強化する最も効果的な方法である．しかし，パフォーマンスだけでは，自己効力期待を確立することはできない．能力の予想，タスクの認識された難しさ，費やす労力の量，受けた外部援助，状況的事情，および過去の成功や失敗の複雑さなどの他の要因はすべて，個人の自己効力感の認知的評価に影響する（Bandura, 1995）．90年間自分で入浴と着替えを続けてきた高齢者が，ある朝，激しい関節炎の変化で目覚め，シャツを着ることができなくても，自己効力期待は変わらないかもしれない．しかし，活動を行うことに繰り返し失敗すると，自己効力期待に影響することになる．強い自己効力期待の相対的な安定性は重要であり，そうでなければ時折起こる失敗や挫折が自

己効力期待や行動に重大な影響を与える可能性がある.

　高齢者が機能的活動を実践する結果となる介入は，心臓（Oldridge, & Rogowski, 1990），脳卒中（Robinson-Smith, Johnston, & Allen, 2000），および整形外科のリハビリテーション（Resnick, 1998a）における機能的パフォーマンスに関連する自己効力期待を強化した．特に，これらのリハビリテーション活動に参加した高齢者は，機能的活動に関連する自己効力期待を強化した.

> 行動の達成，または行動の実際のパフォーマンスは，一般的に自己効力期待を強化する最も効果的な方法である

　自己効力期待は，代理体験，または他の同様の人々がうまく行動するのを見ることによっても影響を受ける（Bandura, 1997）．同様の人が活動を行うのを観察すると，その人もその活動を行うこともできるという観察者信念が強化される．しかし，代理体験に影響するいくつかの条件がある．個人が関心のある行動にさらされていない場合，またはほとんど経験がなかった場合，代理体験がより大きな影響を与える可能性がある．さらに，パフォーマンスに関する明確なガイドラインが明示されていない場合，他者のパフォーマンスが自己効力期待に影響する可能性が高い.

　ロールモデルとの類似性は，モデル化されたパフォーマンスとの関連性，およびパフォーマンスが自己効力期待に与える影響を増大させるもう1つの重要な要因である．能力が類似しているか，わずかに高いモデルは，自分の能力を評価するための最良の情報を提供する（Bandura, 1995）．ロールモデルの属性の類似性は，モデルの影響にかかわる．一般に，人々は，年齢，性別，教育・社会経済レベル，人種，民族に関連する能力について先入観を抱くことが示唆されている（Bandura, 1995；Gecas, 1989）．特に，年齢と性別がモデルの影響に最も大きな影響を及ぼしているように思われる．これは，活動が性別や年齢に典型的に関連している場合（例，体力や身体的スタミナに関しては男性と女性）に特に当てはまる.

　自己効力感の評価には，単一のロールモデルへの曝露ではなく，さまざまなロールモデルへの曝露が包含されている．最も効果的なロールモデルは，

スキルの熟達またはスキルの段階的な習得を示す．モデルとなる人がそのスキルに熟達していると，そのモデルがそのスキルを実行できなかった時期と，成功するために経験しなければならなかったステップを振り返ることが役に立つかもしれない．

　機能的パフォーマンスに関連する高齢者の自己効力期待に，ロールモデルがどの程度影響するかは明らかではない．Resnick (1998a) は，リハビリテーションプログラムの高齢者に，研究者が開発した，整形外科イベント後にリハビリテーションを完了し成功した高齢者のビデオを見せた．参加者のベッドサイドで，携帯型ビデオカメラでビデオを一緒に見て，参加者とロールモデルの類似点が確認された．しかし，参加者は，これらのロールモデルに対してさまざまな反応を示した．参加者の中には，自分と同じような状況にある，あるいは自分より悪い状況にある，または自分よりも先に回復している他の高齢者を見ることは，自分の回復についての信念にポジティブな影響を与え，最終的にはプログラムに参加するモチベーションとなったと話した．機能レベルの低い人が，治療に参加している場合，参加者は「自分にもできる」と励まされたと感じた．同様に，自分がまだ実行できていないスキルをうまくできている人を観察すると，多くの参加者はすぐにそのスキルを実行できるようになると信じるようになった．

　　ここにいる他の人を見ると，自分がどれほど幸運だったのかがわかりました．自分より恵まれない人を見ると，その人ができるなら，自分もそれができると思うようになります．

　　自分と同じことにさらされている人がいると，自分だけではないということがわかるので，モチベーションが上がります．

　一部の高齢者では，より悪い状況にある人や治療がうまくいっている高齢者を見ると，個人の進歩についてネガティブな感情を抱いたり，気分に影響したりした．

　　ここにいる年配の人たちが元気に動き回るのを見ると，時々動揺しました．嬉しかったのですが，自分の体がどうなっているのかを知っているの

で，自分がその人たちよりゆっくり動いているように感じました．そんな姿を見て私は時々落胆しました．

参加者の中には，リハビリテーションプログラムで他の患者を見てもまったく影響がないと話した人もいた．

私は他の人たちが治療を受けているのを見て，その人たちと同じことをしていました．影響はありませんでした．私は自分のやっていることに集中していました．

言葉による説得には，個人に，特定の行動を習得する能力があることを言葉で伝えることが含まれる．健康増進活動（King, Rejeski, & Buchner, 1998；Resnick, 2002）の採用と心筋梗塞後の回復に関して，言葉による説得の影響に対する経験的サポートが実証されている（Gortner, & Jenkins, 1990）．自立した高齢者グループにおいて，運動に関する言葉による励ましと教育は，運動に関する自己効力感を高め，運動行動が増加した．心臓手術を受けた患者では，看護師の言葉による励ましと回復に関連する教育は，歩行と活動に関連する自己効力期待の増加をもたらした．目標特定は，自己効力期待を強化するために言葉による励ましが用いられるもう1つの方法である（Resnick, 1998a）．高齢者が適切な機能目標を特定できるように支援することは，高齢者がその特定の活動を実行する能力のあることを医療提供者が信じていることを彼らに知らせることになる．目標達成のための積極的な強化は，個人が活動に参加し続けるモチベーションを高めるのにさらに役立つ（Resnick, 1998a, 2002）．股関節骨折を経験した地域在住高齢女性の運動行動に対するこの種類の介入の影響について，現在研究を進めている．

個人は，その能力を判断するために，生理的状態からの情報に部分的に依存する．生理的指標は，ストレスコーピング，身体的達成感，および健康機能に関して特に重要である．個人は，自分の生理的状態または喚起状態を継続的に評価し，嫌悪的である場合，関心のある行動を実行することを避ける可能性がある．例えば，高齢者が，歩行中に転倒したり損傷したりする恐れがある場合，この高い喚起状態は，パフォーマンスを衰弱させ，個人にその活動を実行する能力がないと信じ込ませる可能性がある．同様に，リハビリ

テーション活動が疲労，痛み，または息切れを引き起こす場合，これらの症状は身体的な無力感として解釈される可能性があり，高齢者は自分では無理だと感じるかもしれない．

介入（**表1**）は，生理的フィードバックの解釈を変更するために行うことができ，(1) 可視化された熟達（特定の状況に対する感情的反応を排除し，自己効力期待を強化し，パフォーマンスの改善をもたらすことができる）(Resnick, 1998a；Bandura, 1997)，(2) 身体状態の増強 (Bandura, 1995；McAuley, Courneya, & Lettunich, 1992)，および (3) 身体状態の解釈の変更 (Resnick, 1998a) を含む感覚に個人が対処するのを助けることができる．

身体状態にどれだけ焦点を当てるかについては，個人ごとに違いがある．意図的に痛みの頂点まで身体活動を押し込む人もいれば，不快な最初の感覚で止まる人もいる．自己効力感に影響するのは痛みそのものではない．むしろ，それは痛みに対する個人の認知的評価である．痛みが，個人が強さと耐久性を獲得していることの指標として認識されれば，結果期待が強まる可能性がある．痛みが，所定の活動をさらに進めることができないことを意味していると解釈された場合，その個人の自己効力期待が弱まる可能性がある．

生理的フィードバックの解釈における個人差もまた，根底にある自己効力期待に影響を受ける．例えば，身体活動に関して自己効力期待の強い個人は，最初から自己効力期待が弱い個人よりも，生理的緊張を感じにくく，身体活動中に自分の生理的フィードバックをより積極的に経験する (McAuley, Courneya, & Lettunich, 1992)．

リハビリテーションプログラムに参加している高齢者は，身体的問題，特に痛み，疲労，不安，息切れが，機能的能力とパフォーマンス（機能的活動とリハビリテーションへの参加）に関連する自己効力期待に影響を与えたと話した．

　今日は気分が悪く，今日の治療はうまくいかないと思います．今日じゃない．疲れすぎです．

　痛みで止められました．私は痛みを乗り越えることができませんでした．セラピストは素晴らしかった．できれば起き上がりますが，痛みで止まってしまいます．

表1 自己効力感と結果期待を強化する介入

介入	活動
ロールモデリング	1. リハビリテーションプログラムに参加する能力と依存から自立への進行に関して，ポジティブなロールモデルに焦点を当てたビデオを高齢者に見せる 2. リハビリテーションプロセスを通じて，同様の体調の人とパートナーを組む
言葉による励まし	1. 現実的な短期・長期目標を設定し，これらの目標を定期的に確認する 2. 目標達成に向けた進捗状況を話し合い，最近の治療セッションでの達成を強化する． 3. 高齢者に，とりわけ身体的障害をもたらすイベント後に，リハビリテーションと身体活動の利点（QOLを改善する利益に焦点を当てる，転倒や骨折を予防する，骨，筋肉，幸福感を強化するのに役立つ）の教育を行う
個別化ケア	1. ケア提供者ではなく，個人にとって都合のよい時間に機能的活動の実行をスケジュールするなど，特別なケア介入を行うことにより，個人を知り，ケアリングを実践する 2. 機能的な能力が向上したときの喜びと興奮を高齢者と共有する 3. ユーモアと優しさを用いる
ソーシャルサポート	1. ソーシャルサポートを味方として使用して，高齢者が機能的活動を行い，リハビリテーションに参加することを奨励する 2. ソーシャルサポートを報酬の資源として使用する
機能的活動に伴う不快な感覚の軽減	1. 個人の機能的活動を実行する能力と意欲に対する痛み，不快感，疲労，恐怖の影響を評価する 2. 個人が特定された問題に対処する方法を開発するのを助ける．技法には以下のものがある：思考や感情を探る，患者が現在の能力レベルに対してより現実的な態度を身につけるのを助ける，患者にストレスの多い状況下での新しい態度や考えを試すように勧める，リラクセーションと気晴らしの技法を用いる，患者が薬物や冷・温罨法などの痛みを軽減する介入を要請し使用するよう励まし，エンパワーする

　痛み．痛みがひどくて私を止めてしまいます．痛みが自分を支配するので，動くことができません．時間が経ち痛みが消えれば，できるようになると思います．

　これらの不快な感覚を直接減少させる介入は，自己効力感と結果期待を強化し，それによって行動を改善するのに役立つ可能性がある．転倒の恐れ，機能的活動に伴う痛み，疲労感や息切れなどの問題を一緒に探ることは，重要な第一歩である．いったん問題が特定されたら，鎮痛薬や休息時間を設定したり，疼痛緩和のための冷・温罨法の使用，または提示された感覚の理由の説明などの簡単な介入は，感覚を軽減させ，行動を改善するのに役立つ．最も重要なのは，高齢者がこれらの感覚を正しく解釈して，機能的活動を維持しない理由と見なさないようにするのを支援することである．

　結果期待に対する特定の介入の影響を検証する研究は，はるかに少ない．Resnick（1998a）が行った研究では，介入を受けた個人の機能に関連する結果期待に統計的有意差は認められなかった．この領域で治療群間に差が認められなかったのは，両群がリハビリテーションに参加し，機能的スキルを遂行したことによるものと考えられる．しかし，継続的な研究では，個々の介入が機能に関連する結果期待に与える影響を具体的に検証する必要がある．例えば，機能的活動を実行することの利点に焦点を当てた言葉による励ましは，機能に関連する結果期待を強化し，それによって機能的パフォーマンスを改善するのに役立つかもしれない．

結論

　マネジドケア環境では，「モチベーションがない」患者を動機づける時間がほとんどない．さらにリハビリテーションプログラムに参加する機会も，「モチベーションがない」（すなわち，参加または実行する意思がない）と分類されると拒否されることがある．機能的活動に対する自己効力感と結果期待尺度は，(1) 全体的に効力期待が低い個人と (2) 特定の問題領域を特定するために使用できる．次いで，介入（**表1**）を実施してこれらの期待を強化し，それによって行動を改善することができる．例えば，高齢者は，疲れたときや痛みがあるときにリハビリテーションに参加することができないと応答することがある．参加に伴う問題を防止するために，鎮痛薬の定期的な投与や患部へのアイスパックの適用などの介入を実施して，これらの感覚を低下させることができる．個別的な評価と治療計画を用いることで，高齢者の効力期待を強化することができ，それによってリハビリテーションへの参加

を促し，機能的パフォーマンスを改善し，入院期間を短縮できる．

原論文：Resnick B.(2002) The impact of self-efficacy and outcome expectations on functional status in older adults. *Topics in Geriatric Rehabilitation*, 17, 1-10.
許諾：Republish with permission by Wolters Kluwer Health, Inc. and Copyright Clearance Center. license ID：4871501510243

4

エクササイズ・プラス・プログラム (Exercise Plus Program) の理論と実施

Barbara Resnick, Jay Magaziner, Denise Orwig
and Sheryl Zimmerman

要旨

　股関節骨折後の回復は，定期的な運動への参加によって促進される．運動の利点にもかかわらず，高齢者が通常の運動プログラムを開始し，継続することは困難である．達成動機[*1]の帰属理論は，個人の将来の活動への参加が，その活動に関する過去の経験の評価に基づくことを示唆している．逆に，自己効力理論では，自己効力期待と結果期待は，行動だけでなく，言葉による励まし，生理的感覚，ロールモデルやセルフモデリングによっても影響されると述べている．これらの期待は，特定の活動を開始し，参加する個人の意思を決定する．この研究の主な目的は，2×2要因計画[*2]を用いて，これら2つの理論を比較することである．Exercise Plus（エクササイズ・プラス）プログラムの有効性は，自己効力感と結果期待，運動行動，活動，特定の身体的・心理的結果の両方について，プログラムの個々の構成要素

■脚注解説

* *1 達成動機（achievement motivation）：社会的動機の1つで，評価を伴う状況において高水準の目標を達成しようとする動機をいう．
* *2 2×2要因計画（2×2 factorial design）：2つの要因を取り上げる要因計画で，各参加者を無作為に要因AまたはBに無作為に割り当て1つの質問に対処し，さらに各グループ内で無作為に要因CまたはDに割り当てて2番目の問題を調べ，2つの異なる仮説の同時検定を可能にする方法である．

（Exercise Trainingコンポーネントと Plus コンポーネント）と比較される．股関節骨折後の合計240人の高齢女性が，5つの異なる急性期ケア施設から募集された．この研究は，運動トレーニングと社会的学習の両方を組み合わせた学習介入アプローチと単独のアプローチの影響を調べることにより，現在の知識に新たな知見を追加する．

序論

　股関節骨折は，高齢者，特に高齢女性，その家族，および医療システムにとって，顕著な影響を伴う主要な公衆衛生問題である．米国では，毎年約34万人の高齢者が股関節骨折をしている (Cumming, & Klineberg, 1994). 股関節骨折の高齢患者のうち，18〜33％は骨折の最初の1年以内に死亡し，35％は機能的パフォーマンスを低下させる (Fox, Hawkes, Magaziner, Zimmerman, & Hebel, 1996 ; Young, Brant, German, Kenzora, & Magaziner, 1997 ; Magaziner et al., 2000 ; Hannan et al., 2001 ; Shah, Aharonoff, Wonisky, Zuckerman, & Koval, 2001). 股関節骨折後の回復は，リハビリテーションプログラム (Kramer et al., 1997 ; Resnick, 1998a ; Tinetti et al., 1999 ; Giaquinto, Majolo, Palma, Roncacci, Sciarra, & Vittoria, 2000 ; Huuskio, Karppi, Avikainen, Kautiainen, & Sulkava, 2000)への参加，通常の運動プログラム (Fiatarone et al., 1994 ; Farahmand et al., 2000 ; Taaffee, & Marcus, 2000)への継続的参加によって促進される．さらに，運動は，将来の骨折を予防し得る (Fiatarone et al., 1994 ; Nelson, Fiatarone, Morganti, Trice, Greenberg, & Evans, 1994 ; Farahmand et al., 2000 ; Taaffee, & Marcus, 2000).

　運動の潜在的な利点にもかかわらず，高齢者に運動活動を開始させることは困難であり，運動療法へのアドヒアランスを援助することはさらに困難である (Boyette, Sharon, & Brandon, 1997 ; Clark, 1999 ; Resnick, & Spellbring, 2000). したがって，股関節骨折後の高齢女性が定期的に運動するように動機づけるための成功した方法を明確にすることが不可欠である．

　帰属理論[*3] (Thibaut, & Riecken, 1955 ; Weiner, 1985)，あるいは因果性知覚研究は，個人が行動をその原因に関して解釈し，これらの解釈が行動に対する反応を決定するのに重要な役割を果たすことを示唆している．具体的には，達成動機の帰属理論は，結果は個人の能力，努力，および知覚された

タスクの難易度または運に基づいて個人に帰属されると仮定している（Weiner, 1979）．個人の成功または失敗に対する将来の期待は，行動の過去の経験からの帰属に依存する．これらの帰属は，個人の行動の解釈のみに基づいて，自己効力期待（すなわち，個人が行動過程を達成する能力に対する信念）に組み込まれる．対照的に，高齢者を対象とした先行研究では，運動アドヒアランスを説明し改善するために，社会的認知理論，特に自己効力理論を使用することが支持されている（McAuley, 1993；Clark, 1999；Resnick, Zimmerman, Orwig, Furstenberg, & Magaziner, 2000；Resnick, 2001b）．社会的認知理論は，行動，認知，およびその他の個人的要因と環境的要因の影響がすべて，相互の決定要因として相互作用的に機能することを示唆する，三者相互作用に基づいている．因果要因間には相互作用があり，これらの相互作用によって行動を操作できる．最も一般的に自己効力理論から開発された介入には，行動，言葉による励まし，カウンセリングに関連する個人間のフィードバックが含まれている．人，環境，行動の操作を取り入れた動機づけ介入と，単に行動を操作する介入との差異を明確にするための研究はほとんど行われていない．行動の利益についての個人の信念を強化すること（人に焦点を当てる），運動の手がかりを提供することによって環境を変化させること（環境に焦点を当てる），さらに行動の実際のパフォーマンスとパフォーマンスに関連するフィードバックを組み込むこと（行動に焦点を当てる）に焦点を当てた介入は，単一の行動に焦点を当てた場合と比較して，行動にポジティブな変化をもたらす可能性が高いと予想される．このことは，高齢者の運動行動を改善するための効果的かつ効率的な介入を実施する上で重要な意味を持っている．

■脚注解説

＊3　帰属理論（attribution theory）：帰属とは，さまざまな事象の因果的解釈を行うことであり，たとえば，人がある行動をとったときに，その行動の原因を推論することである．帰属理論は，帰属過程がどのように行われるのかを理論化したものである．帰属理論の最初の提唱者であるハイダー（Heider, F.）は，原因帰属を，本人の能力・性格などの内的要因が行動の原因である「内的帰属」と，本人ではなく周囲の状況的・外的要因が行動の原因である「外的帰属」に分類し，行動はこれら内的要因と外的要因が相互に関係していると論じた．社会交換理論のテイボー（Thibaut, J.），達成関連場面での成功・失敗の原因帰属理論のワイナー（Weiner, B）らは，ハイダーによる原因帰属をさらに展開させた．

··········
目的

このランダム化比較試験の第1の目的は，在宅提供型の自己効力感パフォーマンスに基づいた介入 (Exercise Plus プログラム) を実施し，その有効性を評価し，股関節骨折後の高齢女性の自己効力感と結果期待，運動行動，および全体的活動に対する介入の異なる構成要素 (Exercise Training コンポーネントのみ，Plus コンポーネントのみ) の影響を比較することである．この研究の第2の目的は，股関節骨折後の高齢女性が定期的に運動を行うことで期待される効果を評価することに焦点を当てている．期待される効果は，機能的パフォーマンス (入浴，着衣，歩行とバランス) の改善，体力，転倒の恐怖や転倒と転倒による損傷の減少，ならびに総合的な健康状態とウェルビーイングの改善である．

·································
理論的アプローチ

研究介入は，以下の先行研究で特定された2つの異なる理論的枠組みを用いて開発された．それは (1) 達成動機の帰属理論，および (2) 社会的認知理論 (Bandura, 1977, 1986, 1995, 1997) から発展した自己効力理論である．達成動機の帰属理論は，個人の行動の解釈，および自己効力期待と将来のパフォーマンスに対するその影響に焦点を当てている．ある行動での成功は個人の能力によるものであり，失敗は努力不足によるものであると考える人は，困難な課題を過小評価し，失敗に直面しても粘り強く行動する．そうすることで，行動に関連する自己効力期待が強化される．これは，自分がどれだけ努力したかによって，自分のパフォーマンスが影響を受けると見なしているからである．逆に，自分の失敗は自分の能力の不足によるものであり，成功は状況要因，あるいは自分のコントロールできない要因によるものであると信じる人は，行動に関連する自己効力期待を強化せず，その活動を簡単にあきらめるかもしれない．

初期の研究 (Resnick, 1994, 1996, 1998a；Resnick, & Daly, 1997) は，整形外科イベント後のリハビリテーションプログラムに入院した高齢者と運動プログラムに参加した高齢者のモチベーションを調査し，モチベーションは多次元であることを示した (McAuley, 1993；Jette et al., 1998；Clark, 1999；

Resnick, & Spellbring, 2000；Resnick, Palmer, Jenkins, & Spellbring, 2000；Resnick, 2001b）．行動の実際のパフォーマンスの影響に加えて，高齢者のモチベーションは，（1）自己効力感と結果期待の両方の信念，（2）ソーシャルサポート，（3）言葉による励ましや柔軟なスケジューリングなどの活動を含む個別化ケア，（4）目標特定，（5）スピリチュアリティ，（6）痛みや疲労などの身体感覚，（7）「自己決定」と呼ばれる基礎的パーソナリティ，（8）セルフモニタリングまたはロールモデルの観察によって影響された．これらの研究所見は，自己効力理論（Bandura, 1977, 1986, 1995, 1997）と一致した．具体的には，自己効力理論では，ある行動を遂行する能力と，その行動のポジティブな結果を強く信じている人ほど，ある行動を開始し，継続する可能性が高いと述べている．Banduraはまた，自己効力期待（およびおそらく結果期待）に影響する4つの情報源を特定した．これらは，モチベーションと行動に影響するものとして研究された高齢者によって特定された（Bandura, 1977, 1995）．これらには，活動の遂行，言葉による励まし，ロールモデルへの曝露，活動中に経験した生理的フィードバックや身体感覚が含まれる．しかし，これらの先行研究では，行動（トレーナーによる運動パフォーマンス）単独か，他の動機づけ介入単独（Plusコンポーネント：言葉による励まし，セルフモデリングと手がかりへの曝露，生理的フィードバック）の影響か，行動が追加の動機づけ介入と組み合わされた場合（Exercise Plusプログラム）に相加効果があるかどうかを明確にしていない．

　関心のある活動の実際のパフォーマンスは，高齢者の自己効力期待を強化し，それによって行動を変化させるために使用される最も一般的な介入であった（Kaplan, & Atkins, 1984；Resnick, 1998a；Gulanik, 1991；Kelly, Zyzanski, & Alemagno, 1991；Downs, Rosenthal, & Lichtenstein, 1992；McAuley, 1993；Stewart, King, & Haskell, 1993；Cohen et al., 1994；McAuley, Shaffer, & Rudolph, 1995）．しかし，Resnickは，リハビリテーション環境における機能的活動のパフォーマンスの有効性を，追加の自己効力理論に基づく介入と比較した（Resnick, 1998a）．その結果，両群とも，自己効力期待と機能的活動のパフォーマンスは改善したが，結果期待（特定の行動を行うことが特定の結果につながるという信念）が強く，リハビリテーション活動への参加は，追加の自己効力理論に基づく介入を受けた群においてより良好であったことを示した．したがって，追加的な自己効力理論に基づく介入を追

加することは，結果期待と自己効力期待を強化し，特に長期にわたるアドヒアランスを検討する場合に，運動プログラムへの参加とアドヒアランスに強く影響する可能性がある．

抽象構造を具体的な介入に変換するために使用される戦略またはアプローチ

研究方法

この研究は，股関節骨折後の高齢女性のための在宅での運動プログラムの開始とアドヒアランスに対する，Exercise Plus プログラム単独，Plus コンポーネント単独，および完全 Exercise Plus プログラムの Exercise Training コンポーネントの影響を検証するために，2×2 要因計画を用いた 12 か月の調査である．合計 240 人の高齢女性が本テストに組み入れられ，2×2 要因計画 (表1) によって定義される 4 群のうちの 1 つに無作為に割り当てられた：(1) 運動トレーナーによる定期的な自宅訪問を行い，参加者と一緒に運動プログラムを実施する Exercise Training コンポーネント．(2) 運動トレーナーによる自己効力に基づく介入と運動に関する情報，推奨される運動プログラムについて学ぶための 1 回のトレーニングセッションを含む Plus コンポーネント．これには訪問中の実際の運動活動の実施は含まない．(3) Exercise Training コンポーネントと Plus コンポーネントを含む完全な Exercise Plus プログラム．(4) 通常ケア．Baltimore Hip Studies に参加している 5 つの急性期ケア施設が，参加者募集に協力した．ベースライン検査は，急性期医療施設で行い，介入は従来の入院リハビリテーションサービスが完了した時点で，在宅で実施された．この研究に参加した高齢女性は，単独で運動を行った場合に有害事象を起こす危険性がある医学的状態はなかった．参加者を，骨折後 12 か月間追跡し，以下の仮説を検証した．

(1) Exercise Training コンポーネントを受けた参加者は，Exercise Training コンポーネントを受けていない参加者 (通常ケアを受ける参加者) と比較して，運動行動が増加し，活動が増え，運動に関連する自己効力期待がより強くなる．

(2) Plus コンポーネントを受けた参加者は，通常ケアまたは Exercise

表1 介入のグループ別の説明

グループ（検証理論）	提供された介入（利用された理論構成）
Exercise Training コンポーネント（達成動機の帰属理論）	• 運動トレーナーによる介入 • ウォームアップ/クールダウン，週2回のレジスタンス運動，週3回の有酸素運動を組み合わせた運動介入（自己効力感，達成体験） • 12か月間に合計42回の監視下運動セッション
Plus コンポーネント（自己効力理論）	• 運動トレーナーによる介入 • トレーナーは，運動介入（ウォームアップ/クールダウン，週2回のレジスタンス運動，週3回の有酸素運動）を教え，必要に応じてプログラム，資料，オーディオテープを説明するポスターを提供する（自己効力感と結果期待，教育/手がかり） • トレーナーは，毎週の短期目標と運動に関する長期目標を設定し，目標達成に関連する言葉による励ましと，目標が達成された場合は毎週，賞を授与する（自己効力感，言葉による励まし） • トレーナーは，どのような運動を行うべきか，いつ行うべきかを個人に思い出させるための運動カレンダーを提供する（自己効力感，励まし，および手がかり）． • トレーナーは，Exercise After Your Hip Fracture パンフレットを使用して，運動の利点と障壁を克服する方法を教える（自己効力感と結果期待，言葉による励まし，教育） • トレーナーは，運動に関連する不快な感覚を確認し，これらの不快な感覚を減少させるための介入を提供する（自己効力感，生理的フィードバック） • トレーナーは，12か月間にわたって経過に焦点を当てて，運動の写真を撮る（自己効力感，セルフモデリング） • 動機づけ介入を対面で実施するための合計42回の訪問 • 訪問が月に1回に減る7〜12か月は毎週電話．動機づけ介入は毎週電話を介して実施する（すなわち，目標設定，言葉による励まし，運動に関する教育）（自己効力感と結果期待，言葉による励まし）
Exercise Plus プログラム（自己効力理論）	• 運動トレーナーによる介入 • トレーナーは，訪問中に運動を行い，Plus コンポーネントを提供する（自己効力感と結果期待，パフォーマンスの達成，言葉による励まし，生理的フィードバック，手がかり，およびセルフモデリング） • 動機づけと運動介入のマンツーマンの実施のために，合計42回の監視付き訪問 • 訪問が月に1回に減る7〜12か月は毎週電話．動機づけ介入は毎週電話を介して実施する（すなわち，目標設定，言葉による励まし，運動に関する教育）（自己効力感と結果期待，言葉による励まし）
通常ケア	• 参加者は，個人の整形外科医やプライマリヘルスケアプロバイダによって処方された理学療法および作業療法を受ける

Trainingコンポーネントを受けた参加者と比較して，運動行動が増加し，活動が増え，運動に関連する自己効力感と結果期待がより強くなる．

(3) Exercise TrainingコンポーネントとPlusコンポーネント（Exercise Plusプログラム）の組み合わせを受けた参加者は，Exerciseコンポーネントのみ，Plusコンポーネントのみ，または通常ケアを受けた参加者と比較して，運動に関連する自己効力感と結果期待がより強くなり，運動行動が増加し，活動が増える．

測定する変数

すべての参加者を，股関節骨折の2，6および12か月後に評価する．関係する主要変数は，(1) 運動カレンダー，Yale Physical Activity Scale（DiPietro, Caspersen, Ostfeld, & Nadel, 1993），高齢者のためのCHAMPS身体活動質問票（Stewart, Mills, King, Haskell, Gillis, & Ritter, 2001），電子歩数計—Step Activity Monitor（Coleman, Smith, Boone, Joseph, & Del Aguila, 1999），(2) 自己効力期待（Resnick, & Jenkins, 2000），(3) 結果期待（Resnick, Zimmerman, Orwig, Furstenberg, & Magaziner, 2000）である．副次的変数は，機能（観察と報告）と筋力の測定値，身体活動全般（レジャー活動，家事，食事の準備，社会活動），転倒の恐怖，転倒と転倒関連損傷，心理的ウェルビーイング*4（気分と痛み），健康状態全般である．身体活動と運動に関連する変化ステージが評価され，介入の効果と個人の変化ステージとの関係が検討された．

介入アプローチ

達成動機の帰属理論に基づいて，特定の運動プログラムのパフォーマンスの影響を検証するための介入のコンポーネントが開発された．運動生理学者によって開発されたExercise Trainingコンポーネントには，股関節骨折後の高齢女性の回復を改善することに焦点を当てた有酸素運動とレジスタンス運動の両方が組み込まれている．Exercise Trainingコンポーネントは，運

■脚注解説 ──────────────

*4 心理的ウェルビーイング（psychological well-being）：心理的に良好な状態を指す．心身に機能不全がない，気持ちがよい，よい気分である，あるいは「いきいきとした状態」などさまざまな要素が絡み合った高次なものである．

表2　トレーナー訪問スケジュール（グループ1，2，3）

プログラム開始後の月数[a]	毎月（4週間）の訪問回数
1〜3	8
4〜6	4
7〜12[b]	1

[a]プログラムは，骨折後の患者のリハビリテーションの終了時に開始され，骨折後12か月まで継続する．
[b]7〜12か月の間，トレーナーは，自宅訪問をしない週には，毎週1回電話連絡する．グループ1の場合，電話はあいさつ程度である．グループ2と3の場合，電話で股関節骨折後のエクササイズのパンフレットを見直すこと，目標に向けた進捗状況に関する言葉による励ましを提供すること，および運動に関連する不快な感覚を話し合うことを行う．

動トレーナーの指導を受け，自宅で運動プログラムを行う．最大限に参加するには，週5回の運動セッションを40分間ずつ行う必要がある．5回中2回のセッションは柔軟性と筋力トレーニングに焦点を当て，3回のセッションは有酸素運動に焦点を当てている．すべてのセッションは，柔軟性を高めるためのウォームアップとクールダウンから始まる．参加者の自宅で運動トレーナーが行うセッションと，自分で行う自宅運動プログラムと組み合わせて実施する（表2）．

　Plusコンポーネントは，自己効力理論に基づいて開発された．先行研究では，自己効力を増強する情報源が1つまたは2つのみであったが（King, Haskell, Taylor, Kraemer, & DeBusk, 1991, King, Oman, Brassington, Bliwise & Haskell, 1997；Stenstrom, 1994；Ettinger et al., 1997；Rejeski, & Brawley, 1997；Jette et al., 1998），効力を増強する情報源4つ（活動の遂行，言葉による励まし，ロールモデリングまたはセルフモデリング，生理的および感情的状態）すべてが，Plusコンポーネント介入に組み込まれている．このコンポーネントの焦点は，自己効力と結果期待の両方を強化することである．

　先行研究では，心臓イベント後の回復（Ewart, Taylor, Reese, & DeBusk, 1983；Gillis, Gortner, Hauck, Shinn, Sparacinom, & Tompkins, 1993），慢性閉塞性肺疾患の高齢者（Kaplan, & Atkins, 1984），整形外科イベントから回復した成人（Resnick, 1998a）の効力期待を強化するために，カウンセリング

と教育により信頼できる情報源からの言葉による励ましが単独あるいはパフォーマンス行動とともに使用されていた．ただし，運動の利点に焦点を当てた教育 (Lachman, Jette, Tennstedt, Howland, Harris, & Peterson, 1997；Resnick, 2002)，障壁の認識とこれらの障壁を克服する方法 (Resnick, 1998a；King, Haskell, Taylor, Kraemer, & DeBusk, 1991；Stewart, King, & Haskell, 1993；Ettinger et al., 1997；Lachman, Jette, Tennstedt, Howland, Harris, & Peterson, 1997；Rejeski, & Brawley, 1997；Resnick, & Spellbring, 2000)，セルフモニタリングと目標設定，他者からのフィードバックを通して達成されたポジティブな強化 (King, Haskell, Taylor, Kraemer, & DeBusk, 1991, King, Oman, Brassington, Bliwise, & Haskell, 1997；Stenstrom, 1994；Ettinger et al., 1997；Rejeski, & Brawley, 1997；Jette et al., 1998；Resnick, 2002) などの介入も，運動行動をうまく改善することが示されている．したがって，Plus コンポーネントの主要な点は，教育と励ましを提供することであった．運動トレーナーは，すべての介入グループについて**表2**に従って予定されている訪問を行い，研究者のうちの1人が開発した，股関節骨折後の運動の利点と定期的な運動の障壁を克服する方法を教える Exercise After Your Hip Fracture パンフレットを使用する．またトレーナーは，参加者が短期 (毎週) 目標と長期目標の両方を設定することを支援し，毎週の目標が達成されたらインセンティブ・ギフトを提供する．

痛みや恐怖，疲労などの運動に関連する不快な感覚は，高齢者の運動活動を低下させ (Melillo et al., 1996；Resnick, 1996；Sharon, Hennessy, Brandon, & Boyette, 1997；Resnick, & Spellbring, 2000)，自己効力期待に影響することがよく報告されている (Conn, 1998；Resnick, 1998a)．そのため，不快な身体感覚に対する考慮が，Plus コンポーネントに組み込まれた．それは，運動トレーナーの下で行う運動セッションで，参加者が，運動に関連する痛み，恐怖，疲労を感じていないか尋ね，運動を中止するかどうかを聞くことである．その後，これらの感覚を軽減するために特定の介入が実施される (**表3**)．

ロールモデリングは，自己効力期待の情報源の1つに含まれている (Bandura, 1997)．ただし，ロールモデルが高齢者に与える実際の影響はさまざまである．ある研究 (Resnick, 1998a) では，リハビリテーションプログラムの高齢者が，実際のロールモデルと，研究者が開発したリハビリテーションプログラムに成功した個人のビデオの両方を経験したが，ロールモデ

表3　運動に伴う不快感を軽減するための介入

問題	トレーナーによる第1レベルの介入
痛み	1. 運動の30分前に参加者に鎮痛薬を服用させる 2. 運動前10分間氷を使用する 3. 運動が痛みの軽減に役立つことを教育・励ましをする
恐怖	1. 将来の転倒を防ぐため訓練・励ましを行う 2. 安全に遂行できない運動をするよう求められないことを教育し，励ます
疲労	1. 疲労と闘い，睡眠を改善するための運動の重要性を強調する 2. 運動前30分間の休息を励ます
問題	第2レベルの介入[a]
痛み	1. プライマリーケアプロバイダとともに，現在の投薬レジメンを変更する（必要に応じて） 2. 運動前後に適宜，冷・温罨法を実施する 3. 適宜，リラクセーション技法を実施する 4. 適宜，誘導イメージ法を実施する
恐怖	1. 恐怖の言語化を促す 2. 適宜リラクセーション技法を実施する 3. 適宜，誘導イメージ法を実施する 4. 気晴らし技法を実施する
疲労	1. プライマリーケアプロバイダとともに，貧血，電解質不均衡，薬物副作用，感染，脱水，栄養状態の変化などの他の疲労原因を評価する 2. 適切な休憩・活動スケジュールを定める 3. 高齢者の睡眠パターンと自然に睡眠を促進する方法について教育する 4. 疲労と闘い，睡眠を改善するための運動の重要性を強調する

[a]これらの介入にもかかわらず，参加者が，これらの不快な感覚のために運動していないと報告し，5回の連続した運動セッション（1週間すべて）を欠いている場合，さらなる介入のためにコンサルタントの老人看護ナースプラクティショナー（GNP）に紹介される．参加者とGNPは，さまざま手法を用いて特定された問題に対処する．

ルとの触れ合いで勇気づけられた人やロールモデルとの触れ合いで落胆した人，ロールモデルとの触れ合いに無関心であったこと人がいた．ロールモデリングは，行動が実行された場合に特定のアウトカムがあることを個人が確認するのに役立つという点で，結果期待に影響した（Resnick, 1998a）．また特別に調整された条件下で達成された自分の成功体験を観察するセルフモデリングが，効力期待を強化するために使用され（Zimmerman, & Bandura, 1994；Bandura, 1995），ロールモデリングよりも高齢者の入浴行動に大きな

影響を与えることが示されている (Downs, Rosenthal, & Lichtenstein, 1992). そこでセルフモデリングと運動をする参加者への視覚的手がかりを提供した. Plusプログラムでは, 参加者に, 運動している自分の写真, 個人用に作成された運動カレンダー, 大きく印刷した運動ポスター(付箋を貼って運動の難易度や強度を変更してオーダーメイドにする)を提供することが含まれる. また, 参加者は, 運動の説明や回数, 20分の有酸素コンポーネントのための音楽を提供するオーディオテープも利用できる.

このセクションでは, Exercise Trainingコンポーネントと Plusコンポーネントを組み込んだ介入アプローチである Exercise Plusプログラムの開発のために, さまざまな理論がどのように組み合わされているかを説明する. Resnickが述べたように, 運動トレーナーによる運動介入に自己効力感と結果期待の両方を強化することに焦点を当てた自己効力に基づく介入を追加することは, 時間が経って, トレーナーがいなくなっても, 運動へのアドヒアランスが向上すると予想される (Resnick, 1998a). このアプローチは, 達成動機の帰属理論によって示唆されたパフォーマンスのみの有効性に基づいている. これに自己効力理論によって示唆された情報の技法または情報源を追加することで, 自己効力感と結果期待の両方を強化し, 最終的には運動行動に影響を与える.

これらの介入が忠実に行われたかどうかの評価は, Exercise Trainingコンポーネントと Plusコンポーネント, Exercise Plusプログラムを終えた運動トレーナーの無作為に選択された自宅訪問の評価に基づいて行われた. これらの評価は, 四半期ごとに行われる. さらに各トレーナーの訓練ログや訪問の評価が毎月行われる.

対照群

この研究の参加者は全員, 整形外科医や医療保険の指定するリハビリテーションサービス(理学療法と作業療法)や定期的なフォローアップケアを含む定期的な股関節骨折後ケアも受ける. 対照群に無作為に割り付けられた参加者は, このような股関節骨折後の定期的なケアのみを受ける.

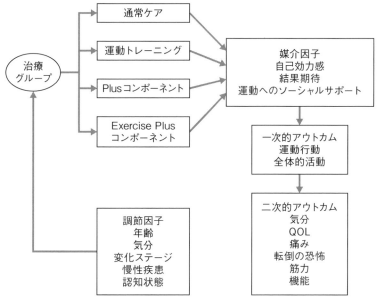

図1　研究モデル

運動行動の媒介因子と調節因子の提案

　設定した介入効果の媒介因子を組み込んだ研究モデルを**図1**に示す．Exercise Trainingコンポーネントは，結果期待よりも自己効力期待に影響を与え，Plusコンポーネントは自己効力感と結果期待に影響すると予想される．Exercise Plusプログラムを組み合わせることにより，どちらかのコンポーネント単独よりも自己効力感と結果期待に強く影響することが予想される（Bandura, 1997；Resnick, 1998a, 2002）．自己効力感と結果期待は，介入と研究結果（運動アドヒアランス，機能，筋力，気分，健康関連QOL）との間の関係を媒介する（Desharnais, Bouillon, & Godin, 1986；Sallis, Hovell, & Hofstetter, 1992；Sharpe, & McConnell, 1992；Schwarzer, & Fuchs, 1995；Schneider, 1997；Conn, 1998；King, Rejeski, & Buchner, 1998）．他の潜在的な媒介因子には，運動に対するソーシャルサポート（Resnick, Orwig, Magaziner, & Wynne, 2002；Sallis, Grossman, Pinski, Patterson, & Nader, 1986），痛み（Resnick, 1996, Resnick, 1998a；Resnick, & Spellbring,

2000), 転倒の恐怖 (Dishman, 1994；Tinetti, Mendes de Leon, Doucette, & Baker, 1994；Resnick, 1998a) があげられる. アウトカムに影響する可能性のあるベースライン調節因子には, 年齢 (Conn, 1998；Clark, 1999；Cree et al., 2000), 併存疾患 (Wolinsky, Stump, & Clark, 1996；Jette et al., 1998；Benyamini, Idler, Leventhal, & Leventhal, 2000), 認知状態 (Resnick, & Daly, 1997；Heruiti, Lusky, Barell, Ohry, & Adunsky, 1999), 運動に関連する変化ステージ (Prochaska, & DiClemente, 1982) がある. 除外基準によって, これらの調節因子はある程度の潜在的な影響を制御できる (MMSE スコアが20以上の人, 自宅での運動が危険な基礎的な医学的問題がない人のみをテストに組み入れる) が, これらの変数が調査結果に影響する可能性は依然としてある. したがって, これらの関係を探索し, 研究結果の説明に使用した.

結論

　自己効力理論などの社会的認知理論, および達成動機の帰属理論などの帰属理論は, 効力期待を強化し, それによって高齢者の行動を変化させるために使用されてきた. しかし, 行動 (運動トレーニング) の影響と, 自己効力理論で説明されている自己効力感と結果期待の両方に影響する追加の情報源 (言葉による励まし, ロールモデリング, セルフモデリング, 生理的フィードバック) については十分に評価されていない. この研究は, 介入の開発に利用された2つの理論を組み合わせることで結果が最大化され, より包括的な理論をもたらすかどうかを判断するのに役立つであろう. このことは, 高齢者, 特に股関節骨折をした人が, 定期的な運動を開始し, それを継続するように動機づけするためのベストプラクティスに関して重要な意味を持つ.

　この研究で検証されている主な仮説は, 特定の運動介入を完了するためのトレーニングを提供するトレーナー, Plus コンポーネントを提供するトレーナー, または組み合わせた Exercise Plus プログラムを提供するトレーナーの利用の有効性に焦点を当てている. また, 各介入の有効性に影響する可能性のある個人差 (認知状態, 気分, 年齢, 変化ステージ) も考慮されている. Exercise Plus プログラムの有用性を, 全体としてもそのコンポーネントとしても明確にすることは, 自己効力感と結果期待に対するこれらの異

なる介入が，運動アドヒアランスや通常の運動プログラムに参加することの
その後の便益に与える影響を明確にするのに役立つであろう．これらの知見
は，資源を配分する上で重要であり，股関節骨折後の高齢女性が定期的な運
動プログラムを開始し，それを継続するために最も効果的なだけでなく最も
効率的な介入を明確にするのに役立つだろう．

承認

この研究は，National Institutes of Health NIA grant RO1 AG17082-01
(Principal Investigator B. R.)およびNational Institutes of Health NIA grant
R37 AG09901(Principal Investigator J.M.)の一部として助成された．

原論文：Resnick, B., Magaziner, J., Orwig, D. & Zimmerman, S. (2002). Evaluating the
Components of the Exercise Plus Program：Rationale, Theory and Implementation.
Health Education Research, 17 (5), 648-58.
許諾：Republish with permission by Oxford University Press - Journals, and Copy-
right Clearance Center. license ID：1046871-5

5

レジリエンスとモチベーション

Barbara Resnick

　レジリエンス (resilience) とは，身体的，感情的，経済的，または社会的課題から立ち直る能力を指す．レジリエンスがあるということは，個人が悲劇やトラウマ，逆境，困難，持続的な重大な人生におけるストレッサーに直面し，これらに適応する人間の能力を持っていることを示している．モチベーションはレジリエンスとは異なり，逆境や課題に反応して刺激されるのではなく，内的衝動に基づいている．モチベーションとは，ある目的を達成するためにある方法で行動するニード，意欲，または欲求を指す．さらにレジリエンスがモチベーション，特にサクセスフルエイジングを遂げ，身体的または心理的トラウマから回復するモチベーションに関連しているというエビデンスが存在する．この章では，これらの2つの概念の類似点と相違点をレビューし，これらの概念が，急性イベント後の回復とサクセスフルエイジングの両方に重要であるというエビデンスを，理論的にも実証的にも裏づけるものである．

レジリエンス

　レジリエンスという言葉は，ラテン語のsalire (サリレ) に由来し，それは跳ね上がる (spring up) ことを意味し，resilire (レジリレ) という言葉は，跳ね返る (spring back) ことを意味する．したがって，レジリエンスとは，身

体的，感情的，経済的，または社会的課題から立ち直る能力を指す．レジリエンスがあるということは，個人が悲劇やトラウマ，逆境，困難，持続的な重大な人生におけるストレッサーに直面し，これらに適応する人間の能力を持っていることを示している (Newman, 2005). レジリエンスのある個人は，特に社会的機能，士気，身体的健康に関して適応行動を示す傾向があり (Wagnild, & Young, 1993)，病気に罹患する可能性は低い (Caplan, 1990；O'Connell, & Mayo, 1998). レジリエンスは，個人のパーソナリティの構成要素として，身体的・社会的環境との継続的な経験を通じて経時的に発達し，変化する (Glantz, & Johnson, 1999；Hegney et al., 2007；Lee, Brown, Mitchell, & Schiraldi, 2008). したがって，レジリエンスは，ライフイベントと課題に影響されるダイナミックな過程としてとらえることができる (Grotberg, 2003；Hardy, Concato, & Gill, 2002；2004). レジリエンスがモチベーションに影響を与えることを示すエビデンスが増えている．具体的には，サクセスフルエイジングへのモチベーション (Harris, 2008)，身体的または心理的なトラウマから回復するモチベーション (Charmey, 2004；Chow, Hamagani, & Nesselroade, 2007；Sanders, Lim, & Sohn, 2008) が挙げられる．

整形外科イベントや他のストレスの多いイベントからの回復に成功した高齢女性は，自分自身をレジリエンスがあり決断力があると説明し (Resnick, Orwig, Wehren, Zimmerman, Simpson, & Magaziner, 2005；Travis, & McAuley, 1998)，レジリエンスが低い女性よりも機能，気分，QOLがよい傾向がある (Hardy, Concato, & Gill, 2004). レジリエンスはまた，認知症の診断後の適応 (Harris, 2008)，寡婦期 (Rossi, Bisconti, & Bergeman, 2007)，慢性疼痛の管理 (Karoly, & Ruehlman, 2006)，加齢に伴うストレッサーに対する全体的な適応 (Ong, Bergeman, Bisconti, & Wallace, 2006) に関連している．

レジリエンスの種類

レジリエンスは，健康的レジリエンス (Sanders, Lim, & Sohn, 2008)，心理的レジリエンス (Boardman, Blalock, & Button, 2008)，感情的レジリエンス (Chow, Hamagni, & Nesselroade, 2007)，資質的レジリエンス (Rossi,

Bisconti, & Bergeman, 2007) に分けられている．健康的レジリエンスは，重大な逆境に直面しても良好な健康を維持する能力である．心理的レジリエンスは，状況にかかわらずポジティブな影響を維持できることに焦点を当てている．感情的レジリエンスは，ストレス時にポジティブな感情とネガティブな感情との間の分離を維持する能力と説明されている．資質的レジリエンスには，他者へのコミットメント，結果に対するコントロール感，現状から学ぶ意欲などを含む3つのパーソナリティ特性がある．これらの異なるタイプのレジリエンスはすべて，ポジティブな態度を維持し，さまざまな健康に関連することや，感情的または社会的課題に耐えることができることを反映している．さらに，レジリエンスは，身体的・精神的健康の領域を横断するものであると予想される．

レジリエンスに影響する要因

　個人内の多くの要因や資質がレジリエンスと関連している（表1）．これらには，他者に対して自分自身を広げようとする意志を持って社会的つながりを取り入れるポジティブな対人関係，楽観的またはポジティブな影響力を持

表1　高齢者に一般的に注目されるレジ
　　　リエンスの資質または特性

ポジティブな対人関係
強い自己効力感
ポジティブな自尊感情
目的感
スピリチュアリティ
ユーモアの使用能力
創造性
変化（身体的・精神的）の受容
ポジティブな考えの維持
資源の特定・活用能力
自己決断
楽観主義

ち，物事の見通しを持つこと，目標を設定し，それらの目標を達成するための
ステップを踏むことや高い自尊感情，高い自己効力感，決断力などの強力
な内部資源，人生の目的やより高い力に対する宗教性や信念，創造性，ユー
モア，好奇心などを含むスピリチュアリティが含まれる（Boardman,
Blalock, & Button, 2008；Bonanno, Galea, Bucciarelli, & Vlahov, 2007；
Hegney et al., 2007；Kinsel, 2005；Tedeschi, & Kilmer, 2005）．

ポジティブな対人関係

　対人関係には，家族，友人，同僚，その他の知人のネットワークとの相互
作用が含まれ，個人は助けを求めて，楽しみを求めて，またはその見返りに
心理的または身体的援助を提供するために相互作用することができる．対人
関係と活動への参加は，援助を受けるにしても，与えるにしても，加齢とと
もに一般的に生じるストレス，不安，抑うつに対する心理的緩衝として役立
つ．対人活動はまた，個人が損失に対処し，所属意識を維持し，自尊感情と
自己効力感を強化するのにも役立つ．

強力な内部資源：自己効力感，自尊感情，決断力，問題解決

　以下で詳細に説明される自己効力感は，特定の結果を達成するために一連
の行動を組織化し，実行する能力があるという信念であり，レジリエンスに
関連している．自尊感情は，自己効力感とは異なり，自己価値に対する評価
を反映している．ポジティブな自己価値を持ち，自分自身を受け入れ，自分
自身を好きになり，「自分に厳しくなりすぎない」ようにしている人は，レ
ジリエンスが高く，心理的に成功する傾向がある（Byles, & Pachana, 2006）．
高齢者では，役割喪失だけでなく，多くの心身の変化が起こりうるため，自
分自身を受け入れる能力が特に重要である．例えば，年齢とともに，高齢者
は，階段を上ったり，食料品の袋を運んだり，クロスワードパズルを完成さ
せたり，娘の家に行く方法を覚えたりする能力の障害に気づくことがある．
これらの変化は，その変化を受け入れて自分がまだできることを認めるだけ
のレジリエンスを持たない限り，壊滅的なものになる可能性がある．しか
し，自尊感情は，体力と記憶の低下など，一般的に経験される身体的・精神
的変化にもかかわらず，年齢とともに低下しない．むしろ，高齢者が過去の
成功を思い出すのを助け，それを超えることができる状況に身を置くことに

よって，自尊感情は強化できる．

　決断力やハーディネスは，パーソナリティ特性の一部であるかもしれないが，高齢者が自分の能力，現在の機会，および資源の使用に焦点を当てるのを助けることによって強化できる．決断力のある人は，人生で遭遇する課題に適応し，受け入れ，対処するのに役立つ内部および外部の資源を活用し，対処する能力に，より自信を持つ傾向がある．個人が問題を解決し，ネガティブではなくポジティブな視点，すなわち「できる」対「できない」の視点に焦点を当てることを支援することで，決断力とハーディネスを強化できる．また，高齢者が過去にストレスの多い状況にどのように対処したかを思い出し，過去の強みや能力を再活性化させることにも役に立つ．

楽観主義，肯定主義，物事の見通しの保持

　ポジティブな結果に焦点を当て，ネガティブな事実に焦点を当てないことは，レジリエンスにとって重要であることが繰り返し指摘されてきた（Greene, & Graham, 2009；Harris, 2008）．ネガティブな感情の影響を排除したり，取り消したりするのに役立つ方法として，ポジティブな感情とユーモアの使用が推奨される．高齢者に対して困難に直面してもネガティブな感情や否定主義をコントロールし，同時に発生する可能性のあるポジティブなイベントや感情に焦点を当てるように支援することができる．

スピリチュアリティ

　広くとらえると，スピリチュアリティは，自己と目的の感覚，創造性，ユーモア，新しいことを学び経験する好奇心と意欲が含まれる．これは，スピリチュアリティの最も一般的な定義だろうか．少なくとも私が読んで見たものでは，レジリエンスのスピリチュアリティに関してはもっと広く概念化されている．他者とのつながり感を明確にし，世界の平和のために行進したり，創造的な努力を模索した芸術の授業を受けたり，楽器を演奏したり，外国語を話したり，新たな活動を試みたりするなどはすべて，レジリエンスを反映したスピリチュアルな活動である．

モチベーション

前述したように，モチベーションは，逆境や課題に反応して刺激されるのではなく，内的衝動に基づいている．モチベーションとは，ある目的を達成するためにある方法で行動するニード，意欲，または欲求を指す．モチベーションは，コンプライアンスとは異なる．コンプライアンスとは，本当にモチベーションがあって，内なる欲求によって動かされるのではなく，他者が望むことや求めることを行うことを指す．理想的には，医療提供者は，高齢者が疾患と障害を予防し，全体的な健康とQOLを改善するのに効果的であると知られている行動に従うように動機づけられることを望んでいる．

モチベーションは，一般に，行動または活動に固有のものである．高齢者は，1日を寝て過ごしたり，身体活動を行ったり，新しい言語や創造的技能を習得したり，処方薬を服用したり，服用しなかったりするように動機づけられることもある．モチベーションは，固有のパーソナリティ構成要素に焦点を当てた一次元の概念としてだけでなく，内在的な要因と外因性の要因の両方の多くの変数によって影響を受ける多次元の概念として概念化されている．外因性の要因には，友人，家族，医療提供者および環境との社会的相互作用などが含まれる．

モチベーションに影響する要因

高齢者のモチベーションに影響する多くの要因を包括的に考えるためには，モチベーション・モデルを用いることが有用である（図1）．レジリエンスと同様に，これらの要因には，個人の特性だけでなく，特定の分野でのモチベーションを強化するために使用できる外部資源が含まれる．このモデルは，社会的認知理論と経験的知見に基づいている（Albright, Maddock, & Nigg, 2005；Damush, Perkins, Mikesky, Roberts, & O'Dea, 2005；Netz, & Raviv,2004；Wilcox, Oberrecht, Bopp, Kammermann, & McElmurray, 2005）．社会的認知理論（Bandura, 1997）によれば，人間のモチベーションと行動は先見性によって調節されている．この行動の認知制御は，2つのタイプの期待に基づいている：(1)自己効力期待（これは，望ましい結果を達成するために一連の行動を実行する能力に対する個人の信念である），(2)結

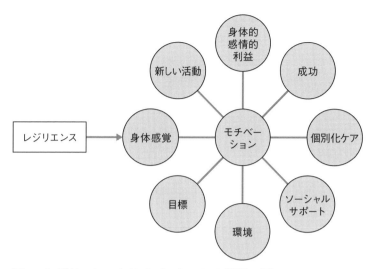

図1　レジリエンスとモチベーションの関係モデル

果期待（これは，特定の結果が個人の行動によってもたらされるという信念
である）．

　アウトカムとの関係（結果期待）および高齢者が自分ができると信じてい
ること（自己効力期待）の両方に関する信念は，健康増進活動に関与するモ
チベーションに影響することが知られている（Dohnke, Knäuper, &
Müller-Fahrnow, 2005；Mcauley, Konopack, Motl, Morris, Doerksen, &
Rosengren, 2006；Resnick et al., 2008a）．血圧の改善，息切れすることなく
長距離を歩く能力，身体活動や薬物療法のアドヒアランスに関連する気分の
改善など，個人が経験する利益は，高齢者のモチベーションにとって非常に
重要である．高齢者が経験する心地よいまたは不快な身体感覚は，長期的な
利益（例えば，減量，心臓血管疾患の減少）のために行動に関与するモチベー
ションを維持するのではなく，行動に関連する即時の利益（例えば，運動後
の気分がよいなど）につながる傾向があるためである．逆に，歩行や階段の
昇降などの活動に関連する痛み，またはこれらの活動を行うと痛みをもたら
すと考えることは，高齢者が活動に参加する動機を低下させる．これらの信
念を変えることや活動に関連するネガティブな感覚を排除することは，モチ
ベーションを強化し，個人を所定の活動に参加させるために重要である．

特に活動が不快な感覚を経験することなく活動が成功することは，高齢者が行動を実行する自分の能力に関する信念を強化し，それによって行動をし続けるモチベーションを高める最も効果的な方法の1つである．例えば，30分間歩くことができたり，ダンス教室を終了できると，その人が別の時間に教室に戻って活動に参加し続ける可能性が高くなる．

モチベーションの強化

個別化ケアとケアリングの実践は，特定の活動を実行する高齢者のモチベーションに重要な影響を与える．個別化ケアは，個人差とニーズを認識し，思いやりとユーモアを用いて，高齢者がケアにポジティブに参加できるようにし，活動を実行するために優しく言葉による説得を与えること，活動後のポジティブな強化（Resnick et al., 2008b；Resnick, Vogel, & Luisi, 2006；Wilcox, Oberrecht, Bopp, Kammermann, & McElmurray, 2005），有害な健康行動（例えば，予防薬を服用しない，定期的な活動をしない）についてどのように向き合うかを知ることが含まれる．個別化ケアの重要な要素は，どの運動プログラムに取り組むべきか，どの薬を服用すべきか，なぜそれが重要なのか，どのように活動すべきか，どのように薬を服用すべきかといった簡単な指示を，本人に正確に知らせることである．ケアの度に関心のある行動をその人がどのように行っているかを再評価することが重要である．本人に確認し，進捗を再評価することで，提供者の活動が実行されているかどうかを気にかけていることを示している．高齢者は，医療提供者または家族が要求すること（例えば，特定の運動を行うこと）を行うことによって，与えられたケアに報いたいので，個別化ケアは，最初は効果的であり得る．しかし，いったん行動が開始されると，高齢者は行動に関連する利益を経験し，その結果，受けたケアの最初の相互関係を超えた理由でその行動を継続し続ける．

家族，友人，仲間，医療提供者を含むソーシャルサポートネットワーク[*1]

■脚注解説 ─

*1 ソーシャルサポートネットワーク（social support network）：個人が，家族，友人，仲間，医療提供者，ボランティアなどの他者から得られる支援体制を指す．複数の個人や集団の連携によって構築される．

は，行動の重要な決定要因である（Jackson, 2006；Kim, & Sobal, 2004；Thrasher, Campbell, & Oates, 2004）．例えば，運動に対するモチベーションは，個人の社会環境やケア環境によって影響されることがわかっている．社会的相互作用は，障害への機能的限界の進行を防ぐことによって回復の軌跡を変えることができる．しかし，個人のソーシャルネットワークのメンバーの影響は，関心のある活動に関連するその人の哲学と信念に応じて，プラスまたはマイナスの影響を与える可能性がある．ソーシャルサポートは次のような外的動機づけ要因として直接機能する．(1)励ましを提供すること，(2)高齢者が気にかけられていると感じられるように支持すること，(3)セルフケア能力の回復，一人で帰宅できることなどの目標を支持すること．ソーシャルサポートはまた，例えば，リハビリテーション活動に参加したり，定期的な運動プログラムに参加したりする能力に対する個人の信念を強化することによって，間接的に影響することができる．

　環境もまた，モチベーションに影響する可能性がある．身体活動の機会を提供する環境（例えば，公園や広く開放的で整頓された廊下），階段へのアクセス，心臓によい食品の選択肢は，推奨される活動を遵守するモチベーションを高めることができる（Booth, Owen, Bauman, Clavisi, & Leslie, 2000）．個人的な目標を立て，その目標に向かってパフォーマンスを評価する能力は，特定の行動に関与するモチベーションに影響する可能性がある（Bandura, 1997）．明確な目標は，高齢者に目標に向かって取り組むべき何かを与え，特定の健康増進活動に取り組むように動機づけるのに役立つ．短期的な目標は，高齢者が毎日行うべきことを具体的に示すものである（例えば，20分間歩行，座位からの立ち上がり10回）．長期的な目標は，補助器具なしで歩行できる，セルフケアができる，食料品店まで歩行できる，旅行に行くことができるなど，その人が達成したいことに焦点を当てている．目標は，(1)特定の行動に関連する場合，(2)困難であるが現実的に達成可能な場合，(3)近い将来に達成可能な場合に最も効果的である（Bandura, 1997）．

　太極拳教室や創造的芸術教室などの新しい，さまざまな活動に触れると，高齢者はこれらの教室参加を継続し，新しい活動を拡大して試してみようとする傾向がある（Resnick, Orwig, Wehren, Zimmerman, Simpson, & Magaziner, 2005）．最後に，個人のパーソナリティと自己決定は，モチベーションに重要な影響を与える．高齢者は，自分自身のパーソナリティ，すなわち

決断や自分自身の確固たる決意とその決意のアドヒアランスが，特定の課題を遂行するモチベーションとなると報告されている (King et al., 1992)．

モチベーションとレジリエンスの関係

モチベーションとレジリエンスの類似点

　レジリエンスとモチベーションの両方に関連するいくつかの類似の要因がある．例えば，決断力，自己効力感，オープンで新しいものを経験する意欲，ソーシャルサポートなどである．レジリエンスや動機づけられる能力は誰にでもあり，困難な状況に直面してもモチベーションやレジリエンスを高めるための選択が行われている．身体活動に参加するモチベーションが高い人もいれば，椅子に座ったりベッドに横たわったりすることに非常に動機づけられている人もいる．高齢者の中には，高齢者センターでクラスを受けたい人もいれば，それを検討することさえ拒否し，毎日座ってテレビだけを見ようとする人もいる．身体的課題に関してレジリエンスがあるが，経済または認知の変化に伴う課題に対処することができない人もいる．レジリエンスとモチベーションの両方は，適切な介入と人生経験への曝露を通して強化できる．自己効力感，自尊感情，他者とのポジティブな関係，目的意識，物事を前向きにとらえることの学習など，モチベーションとレジリエンスに影響する要因を強化することは，高齢者がモチベーションとレジリエンスを強化できる方法である (Bandura, 1997；Newman, 2005；Tedeschi, & Kilmer, 2005)．レジリエンスやモチベーションに関連する個人の特性や特質と，個人が人生の課題や活動に対応する際にレジリエンスやモチベーションに影響する外的要因が存在する．

モチベーションとレジリエンスの相違点

　モチベーションとは異なり，レジリエンスは，人生の課題やある種の逆境を経験している個人に依存する．これらの課題は，通常の老化（例えば，視力の変化）に関連するような発達上の課題，あるいは，失業，配偶者の喪失，介護生活施設への転居などの社会的・経済的な課題である．逆に，モチベーションは，有害事象や課題には依存するものではなく，むしろ，モチベー

ションは，すべての活動に必要な要素である．入浴や着替えなどの日常の活動には，友人との夕食やトランプで遊ぶ計画を立てるのと同じように，モチベーションが必要である．しかし，手首の骨折後に入浴や着替えの問題に直面した場合は，レジリエンスが必要となる．個人のモチベーションのレベルについて疑問が起こるのは，活動が起こらない場合のみである．

　レジリエンスは，ストレス要因，逆境，変化，機会に対処するプロセスである．個人は，生物心理的ホメオスタシス(すなわち，一連の状況に身体的，精神的，およびスピリチュアルに適応すること)，混乱，そして最後に回復の段階を通過する必要がある．レジリエンス，あるいは成功した回復には，個人的な成長，知識と自己理解の増加，ならびにレジリエンスの強さの増加などの逆境への対処が含まれる．残念ながら，レジリエンスのある回復が常に発生するとは限らない．脳卒中による機能喪失などの永続的な喪失を伴う課題から回復する人もいる一方で，回復の希望をあきらめ，最適なホメオスタシスの状態に戻らない場合もある．また，機能不全が再発し，アルコールや他の破壊的行動に頼り，抑うつ状態になって課題に対処する方法として自分自身を孤立させてしまうかもしれない．

モチベーションとレジリエンスの相互作用

　レジリエンス理論とこの概念の理解における現在の研究は，課題に対する個人の反応とレジリエンスの利用に焦点を当てている．すべての人々は，年齢に関係なく，ホメオスタシスに正常に戻り，変容，変化，成長する生来の能力を持っていると考えられている (Werner, & Smith, 1992)．人は，逆境に直面してもレジリエンスが上がるようにモチベーションを呼び起こさなければならない．したがって，モチベーションはレジリエンスと無関係に存在するかもしれないが，レジリエンスは個人がうまく回復するためのモチベーションを持っているかどうかにかかっている．レジリエンスのある回復には，レジリエンスを正常に発揮させるために，より高いエネルギー，すなわちモチベーションが必要である．

モチベーションとレジリエンスとの関係の経験的エビデンス

　先行研究は，レジリエンス，または活力や外向性などのレジリエンスを反映する要因が，自己効力感，身体活動，能動的なコーピングなどのモチベー

ションを示すものとして概念化されている要因を予測することが繰り返し実証されてきている（Engel, Hamilton, Potter, & Zautra, 2004；Fredrickson, 2001；Ingledew, Markland, & Sheppard, 2004）．さらに，モチベーションが高齢者のレジリエンスの媒介因子として機能するというエビデンスがある．KNEE研究（Wright, Zautra, & Going, 2008）の一部として，変形性膝関節症の地域在住高齢者の痛みと障害のレベルを低減することを目的とした縦断的介入研究では，ネガティブおよびポジティブな感情，自己効力感，健康状態，身体活動のレポートなどの複数の心理社会的尺度を含む包括的なベースライン調査が行われた．対象者は，変形性膝関節症のある275人の高齢者であった．この研究では，レジリエンスは，ポジティブな感情，活力，外向性として概念化された．モチベーションは，自己効力感として概念化され，機能，疼痛管理，他の関節炎症状を制御する能力に関する自己効力感を測定する関節炎自己効力感スケールを用いて測定された．レジリエンス，モチベーション，身体活動間の関係を，構造方程式モデリングを用いて検証した．仮説通り，レジリエンスは自己効力感によって媒介され，したがってレジリエンスは自己効力感を介して間接的に機能と関連していた．

　継続的ケア退職者コミュニティ（continuing care retirement community：CCRC）に居住する163人の高齢者を対象とした研究では，モチベーションがレジリエンスに与える影響，およびモチベーションとレジリエンスが身体活動に与える影響も検証された（Resnick, & D'Adamo, 2011）．毎年の健康増進調査の一環としてデータが収集され，身体活動の測定（DiPietro, Caspersen, Ostfeld, & Nadel, 1993），身体活動に関連する自己効力（Resnick, & Jenkins, 2000），および14項目のResilience Scale（Wagnild, 2009）を含む面接調査が行われた．KNEE研究で実証されたように，レジリエンスと身体活動との間の関係は，自己効力によって媒介された（Resnick, & D'Adamo, 2011）．

　これらの研究は，レジリエンスが誰にでも備わっているが，少なくとも身体的または機能的な課題に直面した場合，身体的回復または所定の目標（例えば，特定の距離を歩くことができること）が達成され得るようなモチベーションが必要とされるという前提を実証的に示唆するものであった．最適な回復が起こるためには，レジリエンスとモチベーションの両方が必要である．これら2つの概念の類似点と相違点およびそれらの関係を理解すること

は，レジリエンスを刺激し，モチベーションを強化する適切な介入を開発するための重要な背景を提供し，それによってさまざまな臨床状況にわたる回復を改善することにつながる．

レジリエンスの実際的応用

レジリエンスのアセスメント

　レジリエンスは，時間をかけて発展させることができる人間の能力であると考えられている．高齢者は，何十年もの人生経験を生き延びてきたことにより，レジリエンスがある傾向がある（Nygren, Jonsen, Gustafson, Norberg, & Lundman, 2005）．このような人は，視力，聴力，身体的能力の低下などの身体的変化，両親，兄弟姉妹，配偶者，場合によっては子どもの喪失などの社会的喪失や役割に関連した喪失などの喪失を通して生きてきた．これらの経験のすべてで回復にうまくいったわけではないかもしれないが，回復し，動機づけられ，経験した課題から立ち上がったというポジティブな経験を積み重ねてきた．したがって，高齢者と協働する場合，過去の課題を探り，レジリエンスとモチベーションを示唆する回復に関する強みを明確にすることが特に有用である．

　過去の経験について個人と話し合うことは，レジリエンスの事前のエビデンスを明確にするための最も包括的な方法であるかもしれない．ただし，提供されたストーリーは解釈が難しい場合がある．レジリエンスの質的評価の代わりに，自己効力感，コーピング，楽観主義，活力，自尊感情などのレジリエンスの個々の相関を反映する尺度を利用できる．**表2**は，レジリエンスについて一般的に使用されている尺度の例を示している．さらに，資質的レジリエンス，身体的レジリエンス，心理的レジリエンス，全般的なレジリエンスの尺度など，レジリエンスのさまざまな側面に対処する尺度がある．これらの測定は，患者のレジリエンスの強さに関する洞察を得るために，臨床でのアセスメントで行うことができる．

レジリエンス強化のための介入

　レジリエンスを刺激して構築するための介入は，（1）活力，楽観主義，身

表2　高齢者のレジリエンスの測定

対策	説明
25-and 14-item Resilience Scale (Wagnild, & Young, 1993)	生涯にわたる成人のレジリエンスの全般的尺度として開発された. 当初, この尺度には, レジリエンスを構成する5つの相互に関連する要素を反映する25項目が含まれていた. すなわち, 「流れに順応する」能力を反映する平等性, 永続性または決断性, 管理能力に対する信念を反映する自立性, 人生に意味があるという信念, および実存的な独自性または独自性の感覚である. 参加者は, 1 (同意しない)〜7(同意する)のスケールで, 質問内容に同意するか, またはそれに同意しないかのいずれかで応答する. 応答は合計され, 高いスコアは, より強いレジリエンスを反映する. 先行研究では, 内部整合性 (α係数 0.91)が実証され, 信頼性が再検証され, 高齢者に用いた場合, レジリエンスと人生満足度, 士気, 抑うつの間の有意な相関に基づいて測定の妥当性を構築した (Wagnild, & Young, 1993).
Resilience Scale (Hardy, Concato, & Gill, 2004)	レジリエンススケールを完了するために, 参加者は, 過去5年間に経験した最もストレスの多いライフイベントを特定し, そのイベントへの対応に関する9つの一連の質問に回答する. α係数0.70の内部整合性と, クラス内相関係数0.57のテスト-再テスト信頼性が認められた. 妥当性は, レジリエンスと抑うつ症状がほとんどなく, 良好から優れたまでの自己評価率の健康状態との有意な相関に基づいた (Hardy, Concato, & Gill, 2004).
Dispositional Resilience Scale (Rossi, Bisconti, & Bergeman, 2007 ; Friborg, Hjemdal, Rosenvinge, & Martinussen, 2003)	15項目のコミットメント, 15項目のコントロール, および15項目のチャレンジ項目を含む45項目の質問票である. 1(完全に当てはまる)から4(全く当てはまらない)までの範囲の項目について応答者の同意を評価するために使用される4点スケール応答がある. 総合的な資質的レジリエンス尺度は, 応答に基づいて作成される. 元の尺度を高齢者に適するように修正された (Rossi, Bisconti, & Bergeman, 2007). α係数0.83の内部整合性が認められ, Sense of Coherence and Hopkins Symptom Checklistとの統計的に有意な関係, および患者と健康なボランティアの間の資質的レジリエンスの統計的に有意な差に基づく妥当性があった (Friborg, Hjemdal, Rosenvinge, & Martinussen, 2003).

体的頑健性など，個人のパーソナリティ特性の開発，(2) 社会参加の改善，
(3) 対人相互作用と経験を通じた自己効力感，自尊感情，モチベーションの
強化の3つの分野に焦点を当てている．これら3つは必ずしも相互に排他的
ではなく，身体的頑健性を強化する介入は，社会参加を改善し，自己効力感
を強化する可能性がある．例えば，高齢者がダンスが好きで，かつてこの活
動に優れていたので，ダンス教室への参加を奨励すると，社会化が高まり，
自己効力と自己尊重を強化する場合がある．

　レジリエンスを強化するための介入を単純化しすぎたり，その人が生活し
ているより大きな文脈を無視しないことが重要である．例えば，ダンスのよ
うな活動はつまらなく，身体活動には十分な資源ではないと見なしている
地域在住者にダンス教室への参加を勧めることは，自尊感情の低下をもたら
し，レジリエンスに悪影響を与える可能性がある．したがって，レジリエン
スを最適化するための多面的なアプローチが必要である．高齢者がレジリエ
ンスを低下させる可能性のある経験をしないようにするために，リスク指向
の戦略をすべての介入で考慮する必要がある．レジリエンスが損なわれない
ことを保証するためには，移動を容易にする椅子，ベッド，トイレなどの環
境への介入が必要である．成功した活動の機会を広め，高齢者に到達する機
会を増やすのに役立つソーシャルネットワーキングシステムは，レジリエン
スを強化しようとするときに検討すべき重要で有用な介入である．SMART
介入[*2] (Chan, Chan, & Ng, 2006) は，東洋のスピリチュアル教育，ヨガなど
の身体的技法，意味の再構築を促進する心理教育を取り入れた，レジリエン
スを強化する多面的アプローチのもう1つの例である．

モチベーション強化のための介入

　困難に直面した後にレジリエンスを活性化するには，モチベーションが必
要である．高齢者が特定の活動（例えば，運動，服薬アドヒアランス）に関

■脚注解説

*2 SMART 介入：Strength-Focused and Meaning-Oriented Approach to Resilience and Trans-
formation（レジリエンスと変容に対する強みに焦点を当てた意味志向のアプローチ）の略．香
港における重症急性呼吸器症候群（SARS）感染によるパニック後に慢性疾患を持った人たちへ
の援助アプローチとして開発され，その後発展した危機介入モデルである．レジリエンスを高
め，ストレスの多い出来事を経験している人々の変容を促進することを目的とする身・心・ス
ピリットへのホリスティックなアプローチである．

与するよう動機づけることは困難であるかもしれないが，介入，特に，自己効力理論に基づく介入が効果的であることを裏づけるエビデンスがある（King et al., 2007；Resnick, Luisi, & Vogel, 2008；Resnick et al., 2007）．同様に，効果的な介入には，個人内要因，対人間要因，環境要因，政策的要因を考慮した社会生態学的モデル（Fleury, 2006；Gregson et al., 2001）によって導かれるものがある．

　表3は，高齢者が特定の活動に関与するよう動機づけるために用いられる具体的な介入について記載している．何よりもまず，モチベーションの相互作用において，誰のモチベーションに取り組んでいるかを明確にすることが重要である．高齢者の意見を取り入れずに目標が設定された場合，高齢者は目標を達成するために必要な活動にポジティブに参加する可能性は低い．認知障害があり，目標を明確にすることができない場合，古い記録を確認し，過去にその人を知っていた家族，友人，介護者と話すことが有用である．その後，その人の以前の人生や実績に基づいて目標を設定できる（Galik, Resnick, Gruber-Baldini, Nahm, Pearson, & Pretzer-Aboff, 2008）．さらに，成功の感情を保証するために，明確にされた目標が現実的で達成可能であることが重要である．

　高齢者を動機づけるには，介入者側のケアリングの実践が中心となる．ケアは，愛，注意，懸念，尊敬，支援の表現として個人が知覚する行動と活動によって示すことができる（Boynton, & Boynton, 2005；Resnick, Orwig, Wehren, Zimmerman, Simpson, & Magaziner, 2005）．ケアリングのもう1つの重要な側面は，行動に関するいくつかの指針または制限を設定することである．これは罰や脅しではない．むしろ，それは，毅然とした態度で，個人が行う必要がある活動と，なぜそれを行う必要があるかを個人に伝えることに焦点を合わせている．例えば，高齢者は，褥瘡を防止したり，失禁をコントロールしたり，体力と機能を回復するために立ち上がって，トイレまで歩く必要があるかもしれない．さらに，個別化ケアには，個人差やニーズの認識，思いやりとユーモアの使用，高齢者がケアにポジティブに参加できるようにすること，活動を行うための穏やかな言葉による説得を行うこと，パフォーマンス後のポジティブな強化を行うことが含まれる（Resnick, Vogel, & Luisi, 2006；Resnick et al., 2008b）．

　行動が起こると予想される環境を調べることも，モチベーションを高める

表3　モチベーション強化のための介入

介入の焦点	介入技術の例	
信念	効力信念を強化するための介入：	
	1.　遂行能力の言葉による励まし	
	2.　ロールモデル（活動を成功裏に実行した他の人も同様）への高齢者の曝露	
	3.　活動に伴う不快な感覚の軽減	
	4.　活動の実績・実践を励ます	
	5.　行動のメリットを教育し，そのメリットを強化・強調する	
	6.　現実的な信念を教える	
	7.　アウトカム（例えば，運動は血圧を低下させる，減量できる）に関連する行動	
不快な感覚（痛み，恐怖など）の排除	1.　不快感を軽減するための鎮痛薬の適切な使用を促す	
	2.　冷・温罨法などの代替手段を用いて，活動に伴う痛みを和らげる	
	3.　認知行動療法*3	・感覚に関する思考・感情の探索
		・患者が痛みに対して，痛みはさらなる骨損傷を引き起こさないなどのより現実的な態度を身につけるのを助ける
		・リラクセーション・気晴らし法
		・転倒の恐れを克服するための段階的曝露治療
個別化ケア	1.　患者への思いやりとケアリングの実演	
	2.　ユーモアの使用	
	3.　望ましい行動に従うポジティブな強化	
	4.　休憩時間の設定，お気に入りのお菓子の提供など，個人のニーズや違いの認識	
	5.　どのような活動が推奨されるかを明確に，単純に書き出し，知らせる	
ソーシャルサポート	1.　ソーシャルネットワークの存在と妥当性の評価	
	2.　望ましい行動を言葉で励まし，強化するために重要他者を教える	
	3.　目標特定の資源としてのソーシャルサポートの活用	
目標特定	1.　高齢者を対象とした適切な現実的目標の策定	
	2.　短期間で毎日，毎週達成できる目標と，目標とする長期目標を設定する	
	3.　挑戦的だが達成可能な目標を設定する	
	4.　明確かつ具体的な目標の設定	
	5.　個人に意味のある報酬を特定し，利用する	
成功したパフォーマンス	1.　過去の課題が克服され，どのようなスキルと技術が活用されたかをレビューする	
	2.　自分が成功できる活動に関与させる	
	3.　新しい成功を組み込むことができるように，活動に課題を作り続ける	

■脚注解説

*3 認知行動療法（cognitive behavioral therapy：CBT）：認知療法と行動療法をパッケージにしたものであり，自己の認知や行動の変容を図ることで，不安・抑うつ・ストレスなどの心身に生じる問題の改善を促す技法である.

ために重要である．騒音をなくし，ゆっくり，低く，大きな声で話すなどの簡単な介入は，高齢者と介護者との間で必要なコミュニケーションに役立つ．高齢者がうまくできるように物理的環境を変えることは，モチベーションの重要な第一歩である．ただし，機能を最適化し，モチベーションの継続的な目標を提供するような方法で，物理的に挑戦できることを保証するためには，環境の継続的な変更が必要になる場合がある．例えば，最初に高齢者が排泄を自立できるように動機づけることは，ベッドサイドにポータブルトイレを置くことかもしれない．成功すれば，最終的にはトイレまで歩くことを目標にして，ベッドからトイレへと距離を伸ばすことができる．

活動に関連する結果期待，特に起こり得る即時の不快な感覚に対処することは，高齢者のモチベーションにとって重要である．転倒の恐怖，基礎にある医学的問題を悪化させる恐怖，痛み，息切れ，活動に伴う疲労などの感覚は，活動へのモチベーションを低下させる可能性がある．段階的活動（Graded Activity）や段階的曝露治療（Graded Exposure treatment）（Jones, Harris, Waller, & Coggins, 2005；George et al., 2008）などの不快な感覚を克服するための介入は，運動プログラムを持続する意欲を増大させることが示されている．段階的活動は，不快な感覚（例えば，痛みまたは恐怖）が生じる前に，個人がどれだけの活動を行えるかを調べることから始まる．トレーニングは，そのレベルの運動または活動から始まる．個人は，痛みまたは恐怖を引き起こすことが認められた運動や活動の持続時間，強度，頻度をゆっくりと増加させることにより，不快な感覚への耐性を築くことができるように誘導される．対照的に，段階的曝露治療は，個人に不安を誘発させる物質を（例えば，痛みを引き起こす活動に従事させる）を十分長い間曝して，感情反応の強度を低下させる．最終的に，恐れられていた状況は，もはやその人が不安になったり，その活動を回避したりすることにはならない．

無気力の管理

無気力，関心・懸念・感情の欠如は，モチベーションの反対のものとして概念化されている（Marin, 1991）．すべての高齢者に蔓延しているわけではないが，無気力は，認知症や抑うつ状態の人によく見られる（Marin, 1991）．介入には，アマンタジン，アンフェタミン，ブロモクリプチン，ブプロピオン，メチルフェニデート，およびセレギリン（Marin, Fogel, Hawkins, Duffy,

& Krupp, 1995），コリンエステラーゼ阻害薬（Whyte et al., 2008），選択的セロトニン再取り込み阻害薬（Padala, Burke, & Bhatia, 2007）などの薬剤の使用が含まれる．構造と機能に焦点を当てて，個人が容易に成功できる活動に関与することを奨励する．無気力な人を継続的に励まし，実際に活動に同行させ，マンツーマンで励まし，活動を継続させることが必要な場合がある．

結論

　レジリエンスとモチベーションは関連しているが，別々の概念であり，共にサクセスフルエイジングの鍵となる．レジリエンスは，高齢者が課題や逆境に対応する能力を強調し，モチベーションは，回復に必要な行動に関与するきっかけを提供する．レジリエンスとモチベーションに焦点を当てることは，老化を最適化し，多くの身体的・心理社会的損失を緩和する革新的な方法である．高齢者がレジリエンスのある特性を維持できるように，身体的，感情的，社会的，経済的危機の際に動機づけ介入を行うことは，困難な状況を乗り越えるために個人を支援し，心的外傷後や即時の課題後のイベントを超えて個人の成長を促進できる．

原論文：Resnick B. (2018) The Relationship Between Resilience and Motivation. In：Resnick B., Gwyther L., Roberto K. (eds) *Resilience in Aging：Concepts, Research, and Outcomes.* pp. 199-215. New York：Springer Publishing Company.
許諾：Republish with permission by Springer Publishing Company, Inc. and Copyright Clearance Center. license ID：1046871-2

$$6$$

身体的レジリエンスと
サクセスフルエイジング

Barbara Resnick, N. Jennifer Klinedinst,
Laura Yerges-Armstrong, Eun Yong Choi, Susan G. Dorsey

要旨

　目的：レジリエンスとサクセスフルエイジングに対する遺伝学の影響をよりよく理解するために，サクセスフルエイジングのモデルを検証した．**方法**：継続ケア退職者コミュニティにおいて居住者に行われた1回のインタビューと採血を用いた記述的研究であった．モデルにはレジリエンスに関連する5つの遺伝子を含めた．仮説は，構造方程式モデリングを用いて検証された．**結果**：合計116名の参加者が調査に参加した．SLC6A4[*1]由来の2つのSNP[*2]（rs25533およびrs1042173）と年齢が，身体的レジリエンスに関連する唯一の変数であり，分散の9%を説明した．認知状態，年齢，および抑うつは，サクセスフルエイジングと直接的に関連していた．rs25532または

■脚注解説

*1 SLC6A4：セロトニンを運ぶ遺伝子（セロトニントランスポーター遺伝子）で，セロトニンの伝達に関係する遺伝情報が書き込まれている．セロトニンは神経伝達物質として，人の体内リズム，神経内分泌，睡眠，体温調節やさまざまな精神活動に関与している．うつ病，全般性不安障害，パニック障害，強迫性障害，心的外傷後ストレス障害，薬物依存など多数の精神疾患との関わりが深い．

*2 SNP：single nucleotide polymorphismの略．スニップという．単一ヌクレオチド多型，あるいは一塩基多型と訳される．ヒトゲノムのDNA塩基（A，T，G，C）の1つの塩基対が変異して別の塩基対に置き換わったものである．ゲノム配列が個人によって違う部分で，病気のかかりやすさや体質の違いを生む要因の1つとされている．

rs1042173の変異体，レジリエンス，および痛みは，抑うつを介してサクセスフルエイジングと間接的に関連していた．**考察**：これらの知見を再現するための継続的研究は，身体的レジリエンスが低いリスクのある高齢者を識別し，適切な介入を実施できるようにするために必要である．

サクセスフルエイジングの概念は，1980年代後半から1990年代初頭に，この概念に先行する喪失に焦点を当てた老年学および老年学的研究を起点に出現した．RoweとKahn（1998）は，彼らの画期的な論文「*Human Aging：Usual and Successful*（人の老化：通常および成功）」で，年齢に関連した変化として文献に記載された認知的および生理的喪失は，自然老化過程の誤った特徴づけであると主張した．彼らは，老化，または加齢の過程中に起こったことは，主にライフスタイル，習慣，食事，および加齢に起因するさまざまな外因性の心理社会的要因によるものであると考えた．この研究によって，サクセスフルエイジングは以下のように概念化されている．(a) 主要な疾患関連症状がない，(b) 日常生活動作に障害がない，(c) 身体機能の制限が限定的である，(d) 有意な認知障害がない，(e)「積極的に活動している」状態を作る（Strawbridge, Wallhagen, & Cohen, 2002）．遺伝学的研究は，サクセスフルエイジングを，一般に100歳以上であると考えられている「極高齢」であると概念化する傾向がある（Pinti et al., 2004；Sebastiani et al., 2009）．残念ながら，これらの概念は，限定的で，偏りがあるものであり高齢者の視点を考慮していない．90歳代，100歳代まで生きる高齢者が増加している今，サクセスフルエイジングと，高齢者や老いつつある人々が加齢の過程を通して成功を収める方法をよりよく理解することが極めて重要である．

サクセスフルエイジングの新たな概念化

サクセスフルエイジングの初期の概念化以来，疾患や障害がないことに焦点を当てたものから，高齢者の視点に基づいたサクセスフルエイジングを判断するものへ移行した（Flood, 2006；McCarthy, 2009）．客観的および主観的な情報を組み合わせてサクセスフルエイジングを評価した研究もある（Flood, Nies, & Seo, 2010；Lewis, 2011；McLaughlin, Connell, Heeringa, Li, & Roberts, 2010；Pruchno, Wilson-Genderson, & Cartwright, 2010；Troutman, Nies, & Mavellia, 2011；Troutman, Nies, Small, & Bates, 2011）．客観的指標には，有意義な活動への参加や機能的活動能力の維持などが含まれていた．主観的な指標は，サクセスフルエイジングに対する個人の知覚（すなわち，老化の程度と人生の評価）に焦点を当てていた．サクセスフルエイジングの客観的側面と主観的側面の両方を考慮する場合，身体活動やボランティア活動に関与している人は，自分自身をうまく老化させたと考えている．加齢の過程の不均一な性質の認識を理解することと同様に，サクセスフルエイジングには客観的および主観的側面の両方が重要であると思われる．

サクセスフルエイジングに影響する要因

サクセスフルエイジングに対する人口統計学データの影響はさまざまである．必ずしも一貫しているわけではないが，女性が男性よりもサクセスフルエイジングを遂げる可能性が高いといういくつかのエビデンスがある（Depp, & Jeste, 2006；Flood, Nies, & Seo, 2010；Kozar-Westman, Troutman-Jordan, & Nies, 2013）．人種や配偶者の有無も，一貫してサクセスフルエイジングに関連していない（Pruchno, Wilson-Genderson, & Cartwright, 2010）．予想されるように，一般的に年齢が高いほどサクセスフルエイジングの評価は低い（McLaughlin, Connell, Heeringa, Li, & Roberts, 2010）．また，教育と社会経済的地位も，サクセスフルエイジングに関連している．より多くの教育を受け，より高い社会経済的地位のある人は，より高いサクセスフルエイジングを報告する傾向がある（Depp, & Jeste, 2006；Flood, Nies, & Seo, 2010；McLaughlin, Connell, Heeringa, Li, & Roberts, 2010）．痛み，特に日常生活に影響する痛み，抑うつ症状は，サクセスフルエイジングと負の関係であった（Jeste et al., 2013；Pruchno, Wilson-Genderson, & Cartwright, 2010；Stevens-Ratchford, & Lookingbill, 2004）．

サクセスフルエイジングの定義と関連する行動要因

上記のように，高齢者が選択する行動には，サクセスフルエイジングに関連し，それに反映されるものがいくつかある．これらの行動には，有意義な活動への参加（Pruchno, Wilson-Genderson, & Cartwright, 2010；Resnick,

2010)，心臓によい食事の摂取と理想的な体重の維持(Levveille, Guralnik, Ferrucci, & Langlois, 1999)，定期的な運動(Britton, Shipley, Singh-Manoux, & Marmot, 2008)，禁煙(Depp & Jeste, 2006)，適度なアルコール摂取(Cawthon et al., 2008)が含まれる．これらの知見を基に，われわれはボランティア活動(おそらく有意義な活動)，健康増進活動(定期的な運動，心臓によい食事，適度なアルコール摂取，禁煙)，および身体活動全般への参加をサクセスフルエイジングとして概念化した．

サクセスフルエイジングに対するレジリエンスと遺伝学の影響

個人の実際の健康状態(例えば，併存疾患の数と影響)は，サクセスフルエイジングとほとんど関係がないかもしれない(Jahn, & Cukrowicz, 2012；McLaughlin, Jette, & Connell, 2012)．むしろ，自分の健康状態の概念化と，年齢と疾患に関連する変化の受容が，サクセスフルエイジングとより強く関連していると思われる．サクセスフルエイジングのためには，老化に伴う変化を受け入れ，対処し，調整しなければならない．したがって，レジリエンスは，サクセスフルエイジングの能力の中心である(Resnick, Galik, Dorsey, Scheve, & Gutkin, 2011；Resnick & Inguito, 2011)．レジリエンスとは，身体的，感情的，経済的，または社会的課題から立ち直る能力を指す．レジリエンスがあるということは，個人が悲劇やトラウマ，逆境，困難，持続的な重大な人生におけるストレッサーに直面し，これらに適応する人間の能力を持っていることを示す(Newman, 2005)．レジリエンスのある人は，特に社会的機能，士気，身体的健康に関して，適応行動を示す傾向があり(Wagnild, 2003；Wagnild & Young, 1993)，病気に罹患する可能性は低い(O'Connell, & Mayo, 1998)．レジリエンスは，ライフイベントと課題に影響される動的なプロセスであり(Hardy, Concato, & Gill, 2004；Hegney et al., 2007)，生涯を通じてサクセスフルエイジングの重要な寄与因子である(Hsu & Jones, 2012)．レジリエンスへの焦点の多くは心理的レジリエンスを考慮しているが，経済的レジリエンス(Sanders, Lim, & Sohn, 2008)，感情的レジリエンス(Chow, Hamagani, & Nesselroade, 2007)，身体的レジリエンス(Resnick & Inguito, 2011)など，さまざまな種類のレジリエンスが存在する可能性があることが認識されるようになってきている．サクセスフル

エイジングの側面の1つとして身体活動の重要性を考慮して，この研究ではレジリエンスの尺度として身体的レジリエンスに焦点を当てた．

　生理的レジリエンスは，神経化学的ストレス応答システムおよびストレス応答に関与する神経回路の柔軟性と関連している．したがって，視床下部-下垂体-副腎軸（HPA）[*3]，セロトニン作動性，ドパミン作動性，またはニューロトロフィンシグナル伝達経路を介するなど，複数の神経化学的経路への影響を介して，遺伝子構造がレジリエンスに間接的に影響する可能性がある（Charmey, 2004；Cicchetti & Blender, 2006）．これらの可能性のある経路のうち，セロトニンは，抑うつやレジリエンスに関連する最も広範に研究されている神経伝達物質である（Halser, 2010）．例えば，メタアナリシスでは，セロトニン遺伝子SLC6A4の変異体が，双極性感情障害（Cho et al., 2005），自閉症（Kistner-Griffin, Brune, Davis, Sutcliffe, Cox, & Cook, 2011），抑うつ，不安，および関連する特性（Wray et al., 2009），強迫性障害（Bloch et al., 2008）を含むいくつかの神経精神疾患と関連していることを示している．さらに，SLC6A4は，高齢者のレジリエンスと関連していると指摘されている唯一の遺伝子である（Feder, Nestler, & Charney, 2009；O'Hara et al., 2012；Rana et al., 2014）．恐怖と前頭前皮質反応性に対する適応反応を調節すると考えられていた遺伝子がいくつかあるため，レジリエンスに関連している可能性があるが，結果は決定的ではない．これらには，BDNF，CRHR1，FKBP5，COMTなどの遺伝子が含まれる（Feder, Nestler, & Charney, 2009）．身体的レジリエンスとサクセスフルエイジングの双方に対する遺伝学の影響をよりよく理解することは，身体的レジリエンスが低く，サクセスフルエイジングが不可能であるリスクのある人を特定するのに役立つ．身体的レジリエンスが低い個人を特定することにより，身体的レジリエンスを強化し，それによってサクセスフルエイジングの可能性を高めるために必要な行動介入の実施への的を絞ったアプローチが可能になる．

■脚注解説

*3　視床下部-下垂体-副腎軸（hypothamic-pituitry-adrenal axis：HPA）：生体が持つストレスに対する応答機序の1つである．生体には，視床下部-下垂体-副腎皮質軸（HPA軸）と視床下部-交感神経-副腎髄質軸（SAM軸）とがある．HPA軸は，ストレスに曝されると視床下部より副腎皮質刺激ホルモン放出ホルモン（CRH）を分泌し，CRHは脳下垂体からの副腎皮質刺激ホルモン（ACTH）分泌を促進する．ACTHは副腎皮質からのグルココルチコイド分泌を促し，ストレス刺激が過剰に伝わらないように働く．

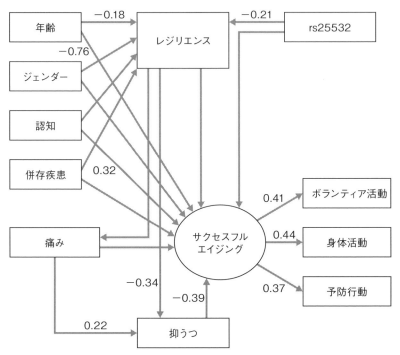

図1 rs25532によるサクセスフルエイジングモデル

　高齢者のサクセスフルエイジングに影響する要因を評価するために，モデルが開発され，検証された．サクセスフルエイジングは，ボランティア活動（おそらく有意義な活動），健康増進活動（例えば，運動への参加，適度なアルコール摂取，禁煙），および身体活動全般への参加として概念化された．年齢，認知，併存疾患，痛み，抑うつ症状をコントロールすることで，5つの遺伝子多型が，身体的レジリエンスとサクセスフルエイジングに直接的・間接的に関連すると仮定された（図1）．選択された5つの候補遺伝子，SLC6A4，BDNF，FKBP5，CRHR1，COMTは，レジリエンスと関連していると文献に記載されたものであった（表1参照）．

研究デザイン

　この研究は，継続ケア退職者コミュニティ（continuing care retirement

表1　考慮される遺伝子と関連SNP

遺伝子	SNP	Chr	位置	機能
FKBP5	rs3800373	6	35542476	3'-UTR
	rs755658	6	35549670	イントロン[*4]
	rs9296158	6	35567082	イントロン
	rs1360780	6	35607571	イントロン
	rs1334894	6	35615130	イントロン
	rs9470080	6	35646435	イントロン
	rs4713916	6	35669983	イントロン
BDNF	rs2203877	11	27670910	遺伝子の下流
	rs7124442	11	27677041	3'-UTR[*5]
	rs6265	11	27679916	エクソン[*4]・ミスセンス
	rs2049045	11	27694241	イントロン
	rs7103411	11	27700125	イントロン
SLC6A4	rs1042173	17	28525011	3'-UTR
	rs25532	17	28564170	遺伝子の上流
CRHR1	rs7209436	17	43870142	イントロン
	rs4792887	17	43877020	イントロン
	rs110402	17	43880047	イントロン
	rs242924	17	43885367	イントロン
	rs242941	17	43892520	イントロン
	rs242940	17	43892600	イントロン
	rs242939	17	43895579	イントロン
	rs1876828	17	43911525	イントロン
COMT	rs737865	22	19930121	イントロン
	rs4680	22	19951271	エクソン・ミスセンス
	rs165599	22	19956781	3'-UTR

注：SNP（Single Nucleotide Polymorphism）：単一ヌクレオチド多型，Chr：染色
　　体，3'-UTR：3'非翻訳領域

■脚注解説 ──────────

*4　イントロン（intron）・エクソン（exon）：DNAの中で，タンパク質を作る遺伝情報がコードさ
　　れていない部分をイントロンといい，RNAに転写された後に切り捨てられる．遺伝情報が
　　コードされている部分をエクソンといい，RNAの段階でつなぎ合わされ，タンパク質合成（翻
　　訳反応）の鋳型となるmRNA（メッセンジャーRNA）ができる．

*5　3'非翻訳領域（three prime untranslated region：3'-UTR）：非翻訳領域とは，mRNAのコー
　　ディング領域の中でタンパク質に翻訳されない領域であり，アミノ酸に翻訳されるコード領域
　　の上流に5'非翻訳領域（5'-UTR），下流に3'非翻訳領域（3'-UTR）がある．

community：CCRC) に居住する高齢者を対象とした1回のインタビューと
採血から得られたデータに基づく記述的研究である．CCRCに住んでおり，
65歳以上であり，認知症スクリーニング検査Mini-Cog(Borson, Scanlan,
Chen, & Ganguli, 2003) の3項目の想起の質問で2項目想起できた場合に研
究に参加できた．インタビューはインフォームドコンセントに従って行い，
居住者にとって都合のよい時間にスケジュールされ，居住者の部屋または外
来診療所で個別に行われた．この研究は，メリーランド大学ボルチモア校研
究倫理審査委員会によって承認された．

サンプル

インタビューが行われた年には，居住者は244人であった．149人(61％)
の住民がこの研究に参加することに同意した．31人(13％)が参加を拒否し，
残りの64人(26％)は研究期間中に連絡が取れなくなった(例えば，市外にいて，
インタビューの予定を立てることができなかった)．同意した人々のうち2
人は認知的問題のために参加する資格がなく，インタビューを完了した参加
者は147人であった．インタビューに参加した住民のうち，121人(参加者の
82％)が研究の遺伝学的部分にも同意した．残りの人は，採血を拒否したか，
参加者にとって都合のよい時間に採血をスケジュールすることができなかっ
た．5人のDNAは分析のための濃縮が十分にできなかったため，最終サン
プルサイズは116であった．参加者の大多数は女性(75％)および白人(98％)
であり，ここで報告された分析は白人(N=114)に限定された．これは，遺
伝子型の人種差と民族差をコントロールするために意図的に行われた．参加
者の平均年齢は87.0(SD=6)歳で，71～103歳の範囲であった．

測定

この調査において，CCRCの内外でのボランティア活動に焦点を当てた28
項目では，いずれかの活動に肯定的な回答があった場合には，ボランティア
活動を行った者とみなした．
健康的な行動には，結腸癌，乳癌，前立腺癌，皮膚癌の年齢に応じた癌検
診への参加(United States Preventive Services Task Force, 2014)，適度な

アルコール摂取，禁煙，定期的な運動習慣（週に少なくとも3回，30分間の中等度レベルの身体活動）に参加することとした．あらゆる種類の身体活動に費やされた総時間は，Yale Physical Activity Survey（YPAS）（DiPietro, Caspersen, Ostfeld, & Nadel, 1993）に基づいて調査された．YPASには，家事，庭仕事，介護（例えば，動物，ペット，育児，大人の介護），レクリエーション活動（例えば，裁縫），および中等度の身体活動（例えば，サイクリング，ダンス，早歩き，ジョギング）に関する質問が含まれる．YPASの先行使用では，テスト―再テスト信頼性（r＝.63，p＜.001）から妥当性が示されている（DiPietro, Caspersen, Ostfeld, & Nadel, 1993；Pescatello, DiPietro, Fargo, Ostfeld, & Nadel, 1994）．

抑うつは，3項目Useful Depression Screening Tool（UDST）（Klindinst, & Resnick, 2015）を用いて評価した．UDSTは，Patient Health Questionnaire（PHQ-2）（Kroenke, Spitzer, & Williams, 2003）の2つの項目と，主観的有用性を反映する追加項目とを組み合わせて開発された（Gruenewald, Karlamangla, Greendale, Singer, & Seeman, 2007）．PHQ-2の第1の項目は，過去2週間に参加者が「何かやろうとしてもほとんど興味が持てなかったり，楽しくない」を問い，2番目の項目は，参加者が過去2週間にどのくらいの頻度で気分が重かったり，憂うつだったり，絶望的に絶望的に感じるかを調査した．回答は，4点のリッカートスケールに基づき，0＝まったくない，1＝数日，2＝2週間の半分以上，3＝ほぼ毎日であった．3番目の項目は，有用性に焦点を当て，参加者に次のことへの回答を求めた：「どのくらいの頻度で家族や友人の役に立つと思いますか？」．回答項目は，決して，まれに，時々，または頻繁に，である．3項目の尺度の合計スコアは，0～9の範囲で，スコアが高いほど，抑うつの程度が高いことを示す．先行研究は，この簡潔な尺度の信頼性と妥当性を裏づけた（Klindinst, & Resnick, in press）．スコア4以上が抑うつのスクリーニングとして陽性であると考えられた．痛みは，テスト時に，参加者に痛みを0～10の尺度で評価するように求める単一項目の尺度を用いて評価した．この評価の先行使用では，高齢者に使用された場合，信頼性があり，有効であることが示されている（Herr & Mobily, 1991）．

身体的レジリエンスは，身体的レジリエンスが特に高い人を識別するために2つの項目を追加したPhysical Resilience Measure（Resnick et al., 2011）

を用いて測定した. 当初のPhysical Resilience Scaleは, レジリエンスの側面に焦点を当てた15項目を含んでいた. 参加者は, 加齢に関連して遭遇した最も困難な身体的課題(視力変化, 関節炎, 股関節骨折, 肺炎, 脳卒中など)を特定し, 各項目に同意するかまたは反対するよう求められた. 「回復しようと思った」「新しい変化に適応した」「回復できると思った」「新たな課題を受け入れた」といった項目が含まれている. 2つの新しい項目では, 通常の活動ができないほど困難と, 回復しようとできないほど困難に焦点を当てた. 項目は, レジリエンスがあることを示す回答に対して点数をつけて合計した. スコアは, 0〜17の範囲で, スコアが高いほど, レジリエンスが高いことを示している.

DNA抽出と遺伝子解析

DNAを, BD vacutainer®ACD採血管(BD, Ref# 364606)で採血した3.5〜7 mlの全血から抽出し, サンプルをTranslational Core Lab (University of Maryland School of Medicine, Baltimore MD)に冷蔵輸送し, DNAを直ちに分離するか, 採血の1時間以内に−20℃で凍結保存した. 凍結保存した血液は, 3週間以内にDNAを分離した. DNAは, QIAamp®DNA Blood Maxi Kit (Qiagen, Cat#51194；Valencia, AC) か, BioRobot®EZ1, QIAGEN Instruments AG with EZ1®DNA Blood 350 ul Kit (Qiagen, Cat# 951054；Valencia, CA)のいずれかを使用して, 製造元の推奨に従って分離した. 精製後, NanoDrop 8000 (Thermo Fisher Scientific, Waltham, MA)を使用してDNA濃度を測定した. DNAは, 遺伝子型判定が行われるまで−80℃で保存した.

遺伝子型判定

先行研究(Lipsky, Hu, & Goldman, 2009；Southwick, Litz, Charney, & Friedman, 2011；Wendland et al., 2008)で心理的または身体的レジリエンスに関連していた5つの候補遺伝子(**表1**)で25のSNP変異体を同定した. 64 SNP OpenArrayチップは, Life Technologiesからのオンライン設計ソフトウェアを使用して作成された. 64個の試料のうち18個は, ソフトウェア

によって設計されたカスタム試料であり，他は，既製のTaqMan試料で
あった．公開されたプロトコル(Applied Biosystems QuantStudio, 2012)に
従って，OpenArrayブロックを用いてQuantStudio 12K Flexで分析を行っ
た．提供されたGenotyperソフトウェアを用いてデータを解析した．

データ解析

　サンプルと報告された活動(例えば，ボランティア活動，身体活動)の記述
分析を行った．構造方程式モデリング(SEM)[*4]によりAMOS統計プログラ
ム[*5]を用いて，サクセスフルエイジングの概念化モデルとサクセスフルエ
イジングに影響する要因の完全モデルを検証した．サンプルの共分散行列を
入力として使用し，最尤解を求めた．χ^2統計量，基準化適合度指標(normed
fit index：NFI)[*6]，および近似のSteigers二乗平均平方根誤差(root mean
square error of approximation：RMSEA)[*7]を用いて，モデル適合を推定し
た．χ^2に関連する確率が大きいほど，モデルのデータへの適合度が高くな
る(Bollen, 1989；Loehlin, 1998)．χ^2統計量はサンプルサイズに依存するた
め，自由度(df)で割ったχ^2を使用して，サンプルサイズの影響をコント
ロールした(Bollen, 1989；Loehlin, 1998)．≦3の比率は適切であると見なさ
れる(Bollen, 1989；Loehlin, 1998)．NFIは，ベースラインモデルに対して
仮説モデルを検定し，完全なモデル適合がある場合には1.0である必要があ
る．NFIは「基準化」されているため，値が0未満または1を超えることはな

■脚注解説

*4　構造方程式モデリング(structure equation modeling：SEM)：共分散構造分析ともいい，従来
　　の多変量解析を超えた，重回帰分析や因子分析，パス解析などの機能を組み合わせた統計解析
　　手法である．変数間の関係性をパス図によってモデル化して，多くの観測変数を同時に分析す
　　ることができる．

*5　AMOS統計プログラム：AMOS(エイモス)は，Analysis of Moment Structuresの略．IBMの
　　構造方程式モデリング・ソフトウェアである．

*6　基準化適合度指標(normed fit index：NFI)：構造方程式モデリングにおいて，構成したモデ
　　ル(パス図)が，得られたデータの示す変数間の関係性(共分散行列)とどれくらい整合的かを
　　示す指標を適合度指標という．適合度指標は，複数提案されており，χ^2統計量，NFI，CFIな
　　どがある．NFIは，当該モデルのχ^2統計量値が，飽和モデルと独立モデルのχ^2と比較して相
　　対的にどれくらい飽和モデルのχ^2値に近いかを評価する．

*7　二乗平均平方根誤差(root mean square error：RMSE)：適合度指標の1つで，母集団におけ
　　る共分散行列とモデルによって復元された共分散行列との距離がどれくらい小さいと推定され
　　るか評価する指標．誤差の二乗を平均して平方根をとったもの．

い．RMSEAは，母集団ベースの指標であり，その結果，サンプルサイズの影響を受けない．＜0.10のRMSEAは良好とみなされ，＜0.05は非常に良好である．パスの有意性（すなわち，ラムダ値の有意性）は，パラメータ推定値を標準誤差の推定値で割った臨界比（CR）に基づいていた．絶対値のCR＞2は有意とみなされた（Arbuckle, 1997）．パス推定の有意性は，p≦0.05に設定した．各SNPを独立したモデルで検証した．各SNPが野生型[*8]では0，多型対立遺伝子ではヘテロ接合型，2つの多型対立遺伝子ではホモ接合型[*9]の2つをコード化する追加のSNPモデルを検証した．

結果

表2に示すように，参加者は一般に3～4の併存疾患があり，痛みのレベルは平均点3.58（SD = 3.33）と低く，抑うつ症状に基づくうつ病スクリーニングは全般に陽性ではなかった（平均スコア = 1.80，SD = 1.72）．レジリエンスは平均スコア11.60（範囲 = 2～16，SD = 2.93）とかなり高く，2～3回の予防的健康行動に参加し，1週間あたり179.28分間の身体活動を実施していた（SD = 145.75）．表3は，SNPによるモデルの結果変数の説明である．

表2 参加者の説明情報

変数	可能範囲	M	SD
予防行動総数	0～5	2.51	1.41
身体的レジリエンス	2～16	11.6	2.93
抑うつ	0～7	1.80	1.72
併存疾患総数	0～9	3.45	2.06
年齢	71～103	86.58	6.28
痛み	0～10	3.58	3.33
総活動（分/週）	0～650	179.28	145.75

■脚注解説

＊8 野生型（wild type）：SNPを構成する塩基配列には，野生型と変異型がある．頻度の多いタイプを野生型，少ないタイプを変異型という．

＊9 ホモ接合型（homozygous）・ヘテロ接合型（heterozygous）：2つの対立遺伝子の組み合わせのタイプが遺伝子型であり，同じ対立遺伝子からなる遺伝子型をホモ接合型，異なった対立遺伝子を持つ遺伝子型をヘテロ接合型という．

表3 有意なSNPの結果変数の平均（SD）

SNP	n	レジリエンス M（SD）	予防行動 M（SD）	ボランティア活動 M（SD）	総身体活動（分/週） M（SD）
rs25532					
CC	82	12.09（2.71）	2.65（1.51）	0.65（0.91）	182（148）
CT	26	10.19（3.24）	2.15（1.22）	0.35（0.49）	144（107）
TT	4	12.25（2.36）	2.75（0.96）	0.75（0.50）	263（92）
rs1042173					
AA	28	12.17（2.69）	2.26（1.46）	0.67（0.66）	190（158）
AC	60	11.81（2.48）	2.83（1.37）	0.58（0.98）	169（138）
CC	22	10.19（3.97）	2.00（1.27）	0.41（0.50）	188（152）

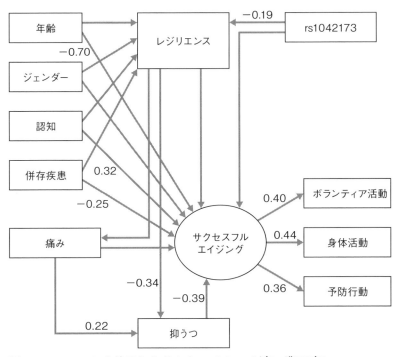

図2 rs1042173を使用したサクセスフルエイジングモデル

表4 図1のモデル（rs25532を含む）と図2のモデル（rs1042173を含む）のパスパラメータと有意性

モデル経路		図1 rs22532		図2 rs1042173	
		回帰ウェイト	p	回帰ウェイト	p
レジリエンス	←年齢	−.18	.03	−.15	.07
レジリエンス	←ジェンダー	.01	.92	.006	.94
レジリエンス	←認知	.11	.19	.09	.29
レジリエンス	←併存疾患	−.05	.57	−.04	.65
レジリエンス	←rs1042173	−.21	.02	−.19	.04
痛み	←レジリエンス	−.01	.92	−.01	.92
抑うつ	←レジリエンス	−.34	.001	−.34	.001
抑うつ	←痛み	.22	.004	.22	.004
サクセスフルエイジング	←レジリエンス	.15	.23	.21	.10
サクセスフルエイジング	←認知	.32	.01	.32	.01
サクセスフルエイジング	←ジェンダー	.10	.34	.11	.33
サクセスフルエイジング	←年齢	−.70	.001	−.70	.001
サクセスフルエイジング	←痛み	.07	.53	.05	.66
サクセスフルエイジング	←併存疾患	−.23	.06	−.25	.04
サクセスフルエイジング	←rs1042173	−.15	.23	.11	.41
サクセスフルエイジング	←抑うつ	−.39	.01	−.39	.01
ボランティア活動	←サクセスフルエイジング	.41	.001	.40	.001
身体活動	←サクセスフルエイジング	.44	.001	.44	.001
予防行動	←サクセスフルエイジング	.37	.001	.36	.001

　25のSNP変異体すべてについて仮説モデルを用いて検証した．図1と図2に詳細に示したようにSLC6A4の2つの変異体のみが統計学的に有意であった（p＜.05）．両方のモデルにおける各パスのパラメータと有意性を表4に示す．サクセスフルエイジングを反映する項目はすべて，サクセスフルエイジングの概念と有意に関連していた（図1，図2）．図1では，SNP rs25532がモデルに含まれている場合，年齢とrs25532のみが身体的レジリエンスに関連する変数であり，分散の9％を説明した．認知状態，年齢，および抑うつ

は，サクセスフルエイジングと直接関連していた．rs25532，身体的レジリエンス，および痛みは，抑うつを介してサクセスフルエイジングと間接的に関連していた．若いほど，認知力は損なわれず，rs25532に共通のC対立遺伝子があり，痛みが少なく，抑うつ症状が少ないほど，サクセスフルエイジングを示す可能性が高かった．総合すると，これらの変数は，サクセスフルエイジングの分散の46％を占めた．特にサンプルサイズを考慮すると，データに対するモデルの許容できる適合度であった（$\chi^2=60$，df＝37，比率＝1.6，NFI＝0.67，RMSEA＝0.07）．rs25532TT遺伝子型は頻度が高くないので，CC遺伝子型とCTまたはTT遺伝子型の2つのカテゴリーで分類した解析を行ったが，関連性は有意であった（p＝0.001）．

　図2では，SNP rs1042173をモデルに入れた．図1で検証したモデルとは対照的に，年齢は身体的レジリエンスと関連せず，身体的レジリエンスとの唯一の関連性はrs1042173であり，これは身体的レジリエンスの分散の7％を占めた．残りの結果は図1と同様であり，認知状態，年齢，抑うつは，サクセスフルエイジングと直接関連しており，rs1042173，身体的レジリエンス，および痛みは，抑うつを介してサクセスフルエイジングと間接的に関連していた．若いほど，認知力は損なわれず，rs1042173に共通のA対立遺伝子を持ち，痛みが少なく，うつ症状が少ないほど，サクセスフルエイジングを示す可能性が高かった．総合すると，これらの変数は，サクセスフルエイジングの分散の41％を占めた．（$\chi^2=65$，df＝37，比率＝1.7，NFI＝0.64，RMSEA＝0.07）．このモデルの適応度も許容できる範囲であった．

考察

　この研究結果は，SLC6A4遺伝子とレジリエンスとの間に有意な関連性があり，若年成人を対象とした先行研究をサポートするものであったが，われわれの研究では，身体的レジリエンスと心理的レジリエンスに焦点を当てた（Amstadter et al., 2012；Graham, Helmer, Harding, Kosten, Petersen, & Nielsen, 2013；Markus & Raedt, 2011；Verschoor & Markus, 2011）．また，われわれの研究は，BDNF，CRHR1，FKBP5，COMTとレジリエンスとの間に有意な関連がないことを報告した高齢者を含む先行研究と同様の結果であった（Rana et al., 2014）．

　しかし，逆にわれわれの研究結果は，身体的レジリエンスとSLC6A4の間に有意な関連を示しており，SLC6A4と心理的レジリエンスとの間に有意な関連性はないと報告した高齢者の先行研究とは対照的であった（O'Hara et al., 2012；Rana et al., 2014）．これらの先行研究はどちらも，SLC6A4遺伝子の特定のSNPでなく，全体的に遺伝子の5HTTLPR領域の短い対立遺伝子または長い対立遺伝子を持つこととレジリエンスを比較している．さらに，これらの先行研究はどちらも，Connor-Davidson Resilience Scale（Connor & Davidson, 2003）を用いて心理的レジリエンスを測定している．これらの先行研究における高齢の参加者の平均年齢は低く，平均年齢が約86歳とはるかに高齢で，2〜3の併存疾患で生活しているわれわれのサンプルと比較すると，健康であった．さらに，われわれはSEMを用いて仮説を検証した．SEMは，潜在的変数（この場合，サクセスフルエイジング）を使用することができる．潜在変数は，測定モデルにおいて観測可能な変数に接続されているため，測定値間の誤差を説明することができる（Bollen, 1989）．さらに，SEMを使用すると，モデル変数のすべてをまとめて検討し，直接パスと間接パスの両方を評価できる．

　SLC6A4遺伝子と身体的レジリエンスの間には関連があったが，身体的レジリエンスの分散はわずかであった（**図2**ではSNP単独で7%，**図1**では年齢と組み合わせると9%）．身体的レジリエンスは，人口統計学的変数（年齢と性別），認知状態，併存疾患とは一貫して関連していなかった．これらの知見は，レジリエンスが，人口統計学的要因や健康関連要因ではなく，個人の特性と関連する可能性が高いということであり，驚くべきことではなかった．自己効力感，ポジティブな対人関係，他者に自分を開く意欲，強い内部資源，楽観的またはポジティブな感情を持つこと，物事を前向きにとらえること，目標を設定し，それらの目標を達成するための措置を講じること，高い自尊感情，決意，人生の目的意識，創造性，ユーモア，好奇心などはすべて，全般的なレジリエンスに影響を与えることが指摘されている（Boardman, Blalock, & Button, 2008；Bonanno, Galea, Bucciarelli, & Vlahov, 2007；Hegney et al., 2007；Kinsel, 2005）．これらの特性は変更可能であり，パーソナリティ特性だけでなく，時間の経過とともに学習し開発してきた逆境への対応方法も含まれる．今後のモデル検証では，身体的レジリエンスを最適に説明するために，個人の特性を組み込む必要がある．

　レジリエンスの修正可能な性質は，遺伝子と環境の両方が身体的レジリエンスに影響を与えることができるかどうかを決定するために，継続的に検討する必要性を示唆する．遺伝学的情報に基づいた研究は，他の人よりも身体的レジリエンスが低いと思われる人々を支援するための環境的介入を探求するために利用されるべきである．高齢者は，長年にわたって学習してきた身体的ストレッサーに対する反応を確立しているかもしれないが，自己効力感や自尊感情を強化し，社会的相互作用を高め，高齢者の身体活動目標の確立と達成を支援する効果的な介入があり，そのすべてが身体的レジリエンスを強化できる（Attree et al., 2011；Morrow-Howell, McCrary, Gonzales, Mc-Bridge, Hong, & Blinne, 2008；Rogerson & Emes, 2008）．

　さらに，両方の候補遺伝子SNP（rs25532TTとrs1042173）が，抑うつを介してサクセスフルエイジングと間接的に関連することを見出した．遺伝学とサクセスフルエイジングを関連づけるほとんどの先行研究は，長寿を成功の同義語と考えてきた（Eaton, Krueger, South, Gruenewald, Seeman, & Bruce, 2012）．われわれの研究では，年齢，認知，レジリエンス，抑うつ，および痛みがサクセスフルエイジングと関連していた．これらの知見は，年齢，レジリエンス，抑うつ，およびサクセスフルエイジングと身体機能との間の関連を検証した先行研究と同様であった（Jeste et al., 2013）．われわれの研究結果は，身体的レジリエンスと痛みが抑うつを介してサクセスフルエイジングに間接的に影響する可能性があることを示唆することにより，先行研究を拡張した．

　痛みは，サクセスフルエイジングと間接的に関連していたが，直接的には影響しなかった．同様に，先行研究では，痛みはサクセスフルエイジングとは関連しておらず，特に白人の間では関連していないことを指摘している（Green, Baker, Smith, & Sato, 2003；Kilic, Dorstyn, & Guiver, 2013）．痛みは，繰り返し指摘されているように，抑うつに関連していた（Kilic, Dorstyn, & Guiver, 2013；Makris, Fraenkel, Han, Leo-Summers, & Thomas, 2014；Onubogu, 2014）．痛みとサクセスフルエイジングが直接的に関連していなかったのは，サンプルの半分以上が0〜3の範囲の低いレベルの痛みを報告していることから（M＝3.58，SD＝3.33），われわれの参加者の平均痛みスコアが比較的低いことに起因している可能性がある．逆に，痛みとサクセスフルエイジングとの関連性は，本研究においても抑うつとの関連を介して実証

されているように，間接的である可能性がある．また，テスト時に痛みを報告するよう参加者に求めたことから，痛みの評価には測定バイアスがあった可能性がある．例えば，歩行時や身体活動に参加している場合，痛みが増大した可能性がある．今後の研究では，より包括的な痛みの測定を検討する必要がある．

··········

限界

　この研究は，サンプルサイズが少ないこと，遺伝子の候補が選択されたものであったこと，1回限りの調査で主観的なデータで得たことにより想起バイアスがあった可能性がある．サンプルサイズが小さい場合，別のサンプルで検証すると，データに適合しない可能性がある．さらに，サクセスフルエイジングの概念は，文献に基づいているが，すべての高齢者にとって最良の定義ではない可能性がある．さらに，研究参加者の大多数は白人と女性であり，レジリエンスが比較的高く，痛みがほとんどなく，身体活動のレベルが低いという同質の集団であった．例えば，サンプルがすべてアフリカ系アメリカ人であった場合やレジリエンスと身体活動に大きなばらつきがあった場合，結果が異なる可能性がある．例えば，痛みのレベルが高ければ，サクセスフルエイジングに影響する可能性がある（Pruchno, Wilson-Genderson, & Cartwright, 2010）．主に男性のサンプルにした場合，モデルの検証結果に影響した可能性がある．先行研究は，男性と女性の間のレジリエンスの有意な差を示さなかったが，男性は，老化に関してあまり成功しない傾向がある（Pruchno, Wilson-Genderson, & Cartwright, 2010；Resnick & Inguito, 2011）．したがって，痛みの気分と併存疾患などの要因が，女性が多いサンプルと比較して，男性のサンプルではサクセスフルエイジングに強く影響した可能性がある．さらに，レジリエンス，楽観主義，抑うつなどの概念に関連づけられている他の遺伝子やSNPがあり，これらはこの分析に含まれておらず，今後の研究で検討する必要がある．これらの限界にもかかわらず，われわれは，低いレベルの身体的レジリエンスを持つリスクのある高齢者を最適に特定するために，身体的レジリエンスと関連する候補遺伝子との関連性を調査する継続的な研究を推奨する．そうすることで，特に，急激な整形外科的または神経学的イベント後のような身体的ストレスが大きいとき，ま

たは慢性疾患の増悪に関連するときに，介入を行うことができる．

利益相反の宣言

著者らは，本論文の研究，著者，出版に関して，潜在的な利益相反はない
と宣言した．

資金

著者らは，この論文の研究，著者，出版に対する財政的支援を受けていな
い．

原論文：Resnick, B., Klinedinst, N.J., Yerges-Armstrong, L., & Dorsey, S. (2015). The Impact Of Genetics On Physical Resilience And Successful Aging. *The Journal of Aging and Health*, 27 (6), 1084-1104.
許諾：Republish with permission by Sage Publications Inc. Journals, and Copyright Clearance Center. license ID：1046871-3

付録：自己効力感と結果期待，
身体的レジリエンスに関する測定尺度

注意：この付録は英語版を翻訳したものであり，現時点では日本語版は作成されておらず，検証されていない．英語版は各尺度に付した文献で，信頼性と妥当性が検証されている．

運動に対する自己効力感障壁スケール

【目的と適応】この尺度の目的は，高齢者の運動への参加に対する一般的な障壁のいくつかを克服する自信の程度を評価することである．適応は，研究に関連する推奨運動または活動のタイプに関して行う必要がある（特定の距離を毎日歩く，毎日または毎週の運動教室参加など）．

【使用法】この尺度は，介入の過程で自己効力信念を追跡し，運動へのアドヒアランスを改善するために用いることができる．あるいは，高齢者の障壁を克服する能力に対する信念を評価し，これが参加者によって正確に評価されるかどうかを確認するために用いることもできる．例えば，一人で運動すると言っている高齢者が，その行動を続けない場合，介入者は，この問題に焦点を当てることができる．

【スコアリング】スコアを合計し，回答された項目の数で割り，平均点を算出する．平均点を計算するために項目の少なくとも50％に応答しなければならない．

以下の場合，週に3回，20分間運動できるという自信はありますか．

　　　　自信がない　　　　　　　　　　　　　　　非常に自信がある
1. プログラムや活動に退屈した
　　　0　　1　　2　　3　　4　　5　　6　　7　　8　　9　　10
2. どのような運動をすべきか正確にはわからなかった
　　　0　　1　　2　　3　　4　　5　　6　　7　　8　　9　　10

3. 一人で運動しなければならなかった
     0   1   2   3   4   5   6   7   8   9   10

4. その運動を楽しめなかった
     0   1   2   3   4   5   6   7   8   9   10

5. 他の活動で忙しすぎた
     0   1   2   3   4   5   6   7   8   9   10

6. 運動中または運動後に疲れた
     0   1   2   3   4   5   6   7   8   9   10

7. ストレスを感じた
     0   1   2   3   4   5   6   7   8   9   10

8. 落ち込んだ
     0   1   2   3   4   5   6   7   8   9   10

9. 運動で転倒するのを恐れた
     0   1   2   3   4   5   6   7   8   9   10

10. 運動時に痛みを感じた
     0   1   2   3   4   5   6   7   8   9   10

文献：Resnick, B., and Jenkins, L.（2000）. Testing the Reliability and Validity of the Self-efficacy for Exercise Scale. *Nursing Research*, 49, 154-159.

運動に対する結果期待スケール

【目的と適応】この尺度の目的は，関連する運動に対する結果期待をポジティブとネガティブの両面で評価することである．この尺度は，関連する特定の種類の運動（ヨガ，太極拳など）について問うことができる．

【使用法】この尺度は，運動へのアドヒアランスを改善するために，介入の過程で結果期待を追跡するために使用できる．あるいは，運動の利益または関連するリスクに対する高齢者の信念を評価するために使用できる．それによって，誤った信念を変えるように介入を導くことができる．

【スコアリング】スコアを合計し，平均点（回答された項目の数）を取る．平均スコアを計算するために項目の少なくとも50％に応答しなければならないというカットオフルールが一般に使用される．ポジティブな結果期待（項目1，2，4，5，7，8，10，11，13）とネガティブな結果期待（項目3，6，9，12）は別々にスコアづけする必要がある．

ウォーキング，ジョギング，水泳，サイクリング，ストレッチ，ウェイトの持ち上げなどの運動について9つのポジティブな面と4つのネガティブな面の文章をお読みします．1から5までのスケールで，1はあなたがまったく同意しないことを意味し，5はあなたが強く同意することを意味します．それぞれの文章にどの程度同意するか，または同意しないかを述べてください．

1. 運動は体調を良くする

まったくそう思わない	そう思わない	どちらでもない	そう思う	非常にそう思う
1	2	3	4	5

2. 運動は私の気分を全体的に良くする

まったくそう思わない	そう思わない	どちらでもない	そう思う	非常にそう思う
1	2	3	4	5

3. 息切れの原因になる

まったくそう思わない	そう思わない	どちらでもない	そう思う	非常にそう思う
1	2	3	4	5

4. 運動は疲れを感じさせない

　　まったくそう思わない　そう思わない　どちらでもない　　そう思う　　非常にそう思う
　　　　　1　　　　　　　　2　　　　　　3　　　　　　4　　　　　　5

5. 運動は私の筋肉を強くする

　　まったくそう思わない　そう思わない　どちらでもない　　そう思う　　非常にそう思う
　　　　　1　　　　　　　　2　　　　　　3　　　　　　4　　　　　　5

6. 運動は痛みの原因になる

　　まったくそう思わない　そう思わない　どちらでもない　　そう思う　　非常にそう思う
　　　　　1　　　　　　　　2　　　　　　3　　　　　　4　　　　　　5

7. 運動は私が楽しむ活動である

　　まったくそう思わない　そう思わない　どちらでもない　　そう思う　　非常にそう思う
　　　　　1　　　　　　　　2　　　　　　3　　　　　　4　　　　　　5

8. 運動は私に個人的な達成感を与える

　　まったくそう思わない　そう思わない　どちらでもない　　そう思う　　非常にそう思う
　　　　　1　　　　　　　　2　　　　　　3　　　　　　4　　　　　　5

9. 転んだりけがをするのを恐れる

　　まったくそう思わない　そう思わない　どちらでもない　　そう思う　　非常にそう思う
　　　　　1　　　　　　　　2　　　　　　3　　　　　　4　　　　　　5

10. 運動は精神的に私をより注意深くする

　　まったくそう思わない　そう思わない　どちらでもない　　そう思う　　非常にそう思う
　　　　　1　　　　　　　　2　　　　　　3　　　　　　4　　　　　　5

11. 運動により日常生活（パーソナルケア，料理，買い物，軽い掃除，ゴミ
　　出し）の持久力が向上する

　　まったくそう思わない　そう思わない　どちらでもない　　そう思う　　非常にそう思う
　　　　　1　　　　　　　　2　　　　　　3　　　　　　4　　　　　　5

12. 運動は心にストレスをかけすぎる

　　まったくそう思わない　そう思わない　どちらでもない　　そう思う　　非常にそう思う
　　　　　1　　　　　　　　2　　　　　　3　　　　　　4　　　　　　5

13. 運動は私の骨を強化するのに役立つ

　　まったくそう思わない　そう思わない　どちらでもない　　そう思う　　非常にそう思う
　　　　　1　　　　　　　　2　　　　　　3　　　　　　4　　　　　　5

文献：Resnick, B.（2005）. Reliability and Validity of the Outcome Expectations for Exercise Scale-2. *Journal of Aging and Physical Activity,* 13（4）, 382-94.

骨粗鬆症の服薬アドヒアランスに対する自己効力感スケール

【目的と適応】骨形成薬の服薬アドヒアランスに関する個人の自信を評価する．これまで使用している薬に加え，新しい骨形成薬やそれに副作用が出現したとしても，この尺度を使うことができる．

【使用法】この尺度は，教育に関する介入の指針や，長期にわたる骨形成薬へのアドヒアランスを強化するための介入の影響を評価するために用いることができる．

【スコアリング】スコアを合計し，回答された項目の数で割り，平均点を算出する．平均点を計算するために項目の少なくとも50％に応答しなければならない．

骨粗鬆症の予防薬には，カルシウムやビタミンD，エストロゲン（プレマリン，プレンプロ，エストレス）などのホルモン補充療法，カルシトニン鼻スプレー，フォサマックやアクトネルなどの骨形成薬などがあります．次の場合に骨粗鬆症治療薬を服用することにどの程度自信がありますか．

1. 気分が悪い（風邪，せき，膀胱に感染症がある）
   自信がない   完全に自信がある
   0   1   2   3   4   5   6   7   8   9   10

2. 痛みがある
   自信がない   完全に自信がある
   0   1   2   3   4   5   6   7   8   9   10

3. 気持ちが強くて健康である
   自信がない   完全に自信がある
   0   1   2   3   4   5   6   7   8   9   10

4. 胃が痛い
   自信がない   完全に自信がある
   0   1   2   3   4   5   6   7   8   9   10

5. 悲しみと憂うつを感じている
   自信がない   完全に自信がある
   0   1   2   3   4   5   6   7   8   9   10

6. 外出中である

自信がない　　　　　　　　　　　　　　　　　完全に自信がある

　　0　　　1　　　2　　　3　　　4　　　5　　　6　　　7　　　8　　　9　　　10

7. 忙しい1日を予定している

自信がない　　　　　　　　　　　　　　　　　完全に自信がある

　　0　　　1　　　2　　　3　　　4　　　5　　　6　　　7　　　8　　　9　　　10

8. 薬は高価である

自信がない　　　　　　　　　　　　　　　　　完全に自信がある

　　0　　　1　　　2　　　3　　　4　　　5　　　6　　　7　　　8　　　9　　　10

9. 薬の副作用を確認してくれる人はいない

自信がない　　　　　　　　　　　　　　　　　完全に自信がある

　　0　　　1　　　2　　　3　　　4　　　5　　　6　　　7　　　8　　　9　　　10

10. 薬を服用するスケジュールが不便である

自信がない　　　　　　　　　　　　　　　　　完全に自信がある

　　0　　　1　　　2　　　3　　　4　　　5　　　6　　　7　　　8　　　9　　　10

11. 錠剤が飲み込みにくい

自信がない　　　　　　　　　　　　　　　　　完全に自信がある

　　0　　　1　　　2　　　3　　　4　　　5　　　6　　　7　　　8　　　9　　　10

12. 日常の決まり事が中断される

自信がない　　　　　　　　　　　　　　　　　完全に自信がある

　　0　　　1　　　2　　　3　　　4　　　5　　　6　　　7　　　8　　　9　　　10

13. 薬をいつどのように服用するかわからない

自信がない　　　　　　　　　　　　　　　　　完全に自信がある

　　0　　　1　　　2　　　3　　　4　　　5　　　6　　　7　　　8　　　9　　　10

14. 薬のせいで胃の不調や便秘，その他の副作用を引き起こす

自信がない　　　　　　　　　　　　　　　　　完全に自信がある

　　0　　　1　　　2　　　3　　　4　　　5　　　6　　　7　　　8　　　9　　　10

文献：Resnick, B., Wehren, L. & Orwig, D. (2003). Reliability and Validity of the Self-efficacy and Outcome Expectations for Osteoporosis Medication Adherence Scales. *Orthopedic Nursing, 22*(2), 139-47.

骨粗鬆症の服薬アドヒアランスに対する結果期待スケール

【目的と適応】骨形成薬の服薬アドヒアランスに関連するアウトカムまたは利益に対する信念を評価する．これまで使用している薬に加え，新しい骨形成薬やそれに副作用が出現したとしても，この尺度を使うことができる．

【使用法】この尺度は，教育に関する介入の指針や，長期にわたる骨形成薬へのアドヒアランスを強化するための介入の影響を評価するために用いることができる．

【スコアリング】スコアを合計し，回答された項目の数で割り，平均点を算出する．平均点を計算するために項目の少なくとも50％に応答しなければならない．

以下は，骨粗鬆症の服用についての声明です．これらの声明に同意するか，または同意しない程度を述べてください．

骨粗鬆症の薬を飲むことは：

1. 私の骨を強化するのに役立つ

まったくそう思わない	そう思わない	どちらでもない	そう思う	非常にそう思う
1	2	3	4	5

2. 自信が持て，転倒することを恐れなくなる

まったくそう思わない	そう思わない	どちらでもない	そう思う	非常にそう思う
1	2	3	4	5

3. 骨粗鬆症にかかったり進行したりするリスクを減らす

まったくそう思わない	そう思わない	どちらでもない	そう思う	非常にそう思う
1	2	3	4	5

4. 自立と機能維持に役立つ

まったくそう思わない	そう思わない	どちらでもない	そう思う	非常にそう思う
1	2	3	4	5

5. 骨折予防に役立つ

まったくそう思わない	そう思わない	どちらでもない	そう思う	非常にそう思う
1	2	3	4	5

文献：Resnick, B., Wehren, L. & Orwig, D. (2003). Reliability and Validity of the Self-efficacy and Outcome Expectations for Osteoporosis Medication Adherence Scales. *Orthopedic Nursing,* 22 (2), 139-47.

身体的レジリエンススケール

【目的と適応】この尺度の目的は，高齢者の身体的レジリエンスを評価することである．高齢者はレジリエンスのレベルが高い傾向があるため，より困難な身体的課題を追加することができる．

【使用法】この尺度は，股関節骨折や脳卒中などの困難な身体的イベント後の高齢者の身体的レジリエンスを表すために使用できる．この尺度は，行動の予測因子，あるいは行動または回復の媒介因子（股関節骨折または脳卒中後の機能的パフォーマンスなど）としても使用できる．

【スコアリング】スコアを合計して，身体的レジリエンスの強度を計算する．欠落した項目にどのように対処するかは研究者が決定する．ただし，一般的には，欠落した項目は，個人が同意するものではないと見なされる（スコア0が割り当てられる）．

各文章に同意するか不同意であるかをお答えください

あなたの最も困難な身体的課題は何でしたか＿＿＿＿＿＿＿（例，視力の変化，関節炎，股関節骨折，肺炎，脳卒中）

この課題に直面したとき：

	同意	不同意
1. 私は回復しようと決意した	1	0
2. 私は新しい変化に合わせた	1	0
3. 私はユーモアで自分を助けた	1	0
4. 私は回復できると信じていた	1	0
5. 私は自分ができないことではなく，自分の残りの能力に集中した	1	0
6. 私は新しい挑戦を受け入れた	1	0
7. 私は他の人からの助けを受け入れた	1	0
8. 私は毎日の活動の仕方を理解した	1	0

9. 困難な出来事だったので回復しようとするのをあきらめた	0	1
10. 必要なときに他の人に助けを求めるのは難しいと感じた	0	1
11. 私は自分がしなければならないことをするためのエネルギーを見つけた	1	0
12. 私はこの挑戦をチャンスと捉えた	1	0
13. 私は以前の機能的能力を取り戻す決意があった	1	0
14. 私はもっと強い人になった	1	0
15. 私は将来の計画を立て続けた	1	0
16. 私はそれから学んだ	1	0
17. 困難な出来事以来私はいつもの活動すらしたくなかった	0	1

文献：Resnick, B., Galik, E., Dorsey, S., Scheve, A., & Gutkin, S. (2011) Reliability and Validity Testing of the Physical Resilience Measure. *The Gerontologist* 51 (5), 643-652.

文献

Adelman, E. E., Meurer, W. J., Nance, D. K., Kocan, M. J., Maddox, K. E., Morgenstern, L. B., & Skolarus, L. E. (2014). Stroke awareness among inpatient nursing staff at an academic medical center. *Stroke.* 45 (1), 271-273.

Akers, A. Y., Holland, C. L., & Bost, J. (2011). Interventions to improve parental communication about sex, A systematic review. *Pediatrics.* 127 (3), 494-510.

Albright, C. L, Maddock, J. E., & Nigg, C. R. (2005). Physical activity before pregnancy and following childbirth in a multiethnic sample of healthy women. *Women and Health.* 42 (3), 95-110.

Allen, J. K., Becker, D. M., & Swank, R. T. (1990). Factors related to functional status after coronary artery bypass surgery. *Heart & Lung.* 19 (4), 337-343.

Amstadter, A., Daughters, S., Macpherson, L., Reynolds, E., Danielson, C., Wang, M.,... Lejuez, C. W. (2012). Genetic associations with performance on a behavioral measure of distress intolerance. *Journal of Psychiatric Research.* 46, 87-94.

Applied Biosystems QuantStudio. (2012). *Applied Biosystems- QuantStudio- 12K Flex Real-Time PCR System OpenArray- Experiments.* Retrieved from http://www3.appliedbiosystems.com/cms/groups/mcb_support/documents/generaldocuments/ cms_102213.pdf

Arbuckle, J. (1997). *Amos users' guide version 3.6.* Chicago, IL, Small Waters Corporation.

Atkinson, J. (1974). *Motivation and achievement.* Washington, DC, V.H. Winston and Sons.

Attree, P., French, B., Milton, B., Povall, S., Whitehead, M., & Popay, J. (2011). The experience of community engagement for individuals, A rapid review of evidence. *Health and Social Care in the Community.* 19, 250-260.

Atwood, J., & Hinds, P. (1986). Heuristic heresy, Application of reliability and validity criteria to products of grounded theory. *Western Journal of Nursing Research.* 8, 135-154.

Bagheriya, M., Sharma, M., Mostafavi, F., & Keshavarz, S. A. M. (2015). Application of social cognitive theory in predicting childhood obesity prevention behaviors in overweight and obese Iranian adolescents. *International quarterly of Community Health Education.* 35 (2), 133-147.

Bandura, A. (1977). Self-efficacy, Toward a unifying theory of behavioral change. *Psychological Review.* 84, 191-215.

Bandura, A. (1986). *Social foundations of thought and action.* Englewood Cliffs, New Jersey, Prentice Hall.

Bandura, A. (1995). *Self-efficacy in changing societies.* New York, NY, Cambridge University Press.

Bandura, A. (1997). *Self-efficacy, The exercise of control.* New York, NY, W. H. Freeman.

Bandura, A., Adams, N., & Beyer, J. (1977). Cognitive processes mediating behavioral change. *Journal of Personality and Social Psychology.* 35 (3), 125-149.

Bandura, A., Reese, L., & Adams, N. (1982). Microanalysis of action and fear arousal as a function of differential levels of perceived self-efficacy. *Journal of Personality and Social Psychology.* 43, 5-21.

Bennett, M., Bagnall, A. M., Raine, G., Closs, S. J., Blenkinsopp, A., Dickman, A., & Ellershaw, J. (2011). Educational interventions to patients with chronic pain, Systematic review and meta-analysis. *Clinical Journal of Pain.* 27 (7), 623-630.

Benyamini, Y., Idler, E., Leventhal, H., & Leventhal, E. (2000). Positive affect and function as influences on self-assessments of health, expanding our view beyond illness and disability. *Journal of Gerontology.* 55B, P107-P116.

Blanchard, C., Arthur, H. M., & Gunn, E. (2015). Self-efficacy and outcome expectations in cardiac rehabilitation, Associations with women's physical activity. *Rehabilitation Psychology.* 60 (1), 59-66.

Bloch, M. H., Landeros-Weisenberger, A., Sen, S., Dombrowski, P., Kelmendi, B., Coric, V.,... Leckman, J. F. (2008). Association of the serotonin transporter polymorphism and obsessive-compulsive disorder, Systematic review. *American Journal of Medical Genetics B, Neuropsychiatric Genetics.* 147B, 850-858.

Boardman, J., Blalock, C., & Button, T. (2008). Sex differences in the heritability of resilience. *Twin Research and Human Genetics.* 11 (1), 12-27.

Bollen, K. A. (1989). *Structural equations with latent variables.* New York, New York, Wiley-Interscience.

Bonanno, G., Galea, S., Bucciarelli, A., & Vlahov, D. (2007). What predicts psychological resilience after disaster- The role of demographics, resources, and life stress. *Death Studies.* 31, 863-883.

Booth, M. L., Owen, N., Bauman, A., Clavisi, O., & Leslie, E. (2000). Social-cognitive and perceived environment influences associated with physical activity in older Australians. *Preventive Medicine.* 31 (1), 15-22.

Borson, S., Scanlan, J. M., Chen, P., & Ganguli, M. (2003). The Mini-Cog as a screen for dementia, Validation in a population-based sample. *Journal of the American Geriatrics Society.* 51, 1451-1454.

Boyette, L., Sharon, B. & Brandon, L. (1997). Exercise adherence for a strength training program in older adults. *Journal of Nutrition, Health and Aging.* 1, 93-97.

Boynton, M., & Boynton, C. A. (2005). *The educator's guide to preventing and solving discipline problems.* Alexandria, VA, The Association for Supervision and Curriculum Development.

Britton, A., Shipley, M., Singh-Manoux, A., & Marmot, M. G. (2008). Successful aging, The contribution of early life and midlife risk factors. *Journal of the American Geriatrics Society.* 56, 1098-1105.

Brown, J., Vanable, P. A., Carey, M. P., & Elin, L. (2011). Computerized stress management training for HIV + women, A pilot intervention study. *AIDS Care.* 23 (12), 1525-1532.

Byles, J., & Pachana, N. A. (2006). Social circumstances, social support, ageing and health, Findings from the Australian Longitudinal Study on Women's Health. In, Susan Quine, *Diversity in Ageing, Conference abstracts published in the Australasian Journal on Ageing.* Australian Association of Gerontology 39th National Conference, Diversity in Ageing, Sydney, Australia. (9-9). 22-24.

Byrne, J., Hauck, Y., Fisher, C., Bayes, S., & Schutze, R. (2014). Effectiveness of a mindfulness-based childbirth education pilot study on maternal self-efficacy and fear of childbirth. *Journal of Midwifery & Women's Health.* 59 (2), 192-197.

Caplan, G. (1990). Loss, stress, and mental health. *Community Mental Health Journal.* 26 (1), 27-48.

Carroll, D. (1995). The importance of self-efficacy expectations in elderly patients recovering from coronary artery bypass surgery. *Heart & Lung.* 24 (1), 50-59.

Cawthon, P. M., Fink, H. A., Barrett-Conner, E., Cauley, J. A., Dam, T. T., Lewis, C. E.,... Cummings, S. R. (2008). Alcohol use, physical performance and functional limitations in older men. *Journal of the American Geriatrics Society.* 55, 212-220.

Chan, C., Chan, T. H., & Ng, S. M. (2006). The Strength-focused and Meaning-Oriented Approach to Resilience and Transformation (SMART), a body-mind-spirit approach to trauma management. *Social Work in Health Care.* 43 (2/3), 9-36.

Charmey, D. S. (2004). Psychobiological mechanisms of resilience and vulnerability, Implications for successful adaptation to extreme stress. *American Journal of Psychiatry.* 16, 195-216.

Chase, J. (2011). Systematic review of physical activity intervention studies after cardiac rehabilitation. *Journal of Cardiovascular Nursing.* 26 (5), 351-358.

Cho, H., Meira-Lima, I., Cordeiro, Q., Michelon, L., Sham, P., Vallada, H., & Collier, D. A. (2005). Population-based and family-based studies on the serotonin transporter gene polymorphisms and bipolar disorder, A systematic review and metaanalysis. *Molecular Psychiatry.* 10, 771-781.

Choi, J. Y., Chang, A. K., & Choi, E.-J. (2015). Sex differences in social cognitive factors and physical activity in Korean college students. *Journal of Physical Therapy Science.* 27 (6), 1659-1664.

Choi, M., Ahn, S., & Jung, D. (2015). Psychometric evaluation of the Korean Version of the Self-Efficacy for Exercise Scale for older adults. *Geriatric Nursing.* 36 (4), 301-305.

Chow, S. M., Hamagani, F., & Nesselroade, J. R. (2007). Age differences in dynamical emotion-cognition linkages. *Psychology and Aging.* 22 (4), 765-780.

Cicchetti, D., & Blender, J. A. (2006). A multiple-levels-of-analysis perspective on resilience, Implications for the developing brain, neural plasticity, and preventive interventions. *Annals of the New York Academy of Science.* 1094, 248-258.

Clark, A. P., McDougall, G., Riegel, B., Joiner-Rogers, G., Innerarity, S., Meraviglia, M.,... Davila, A. (2015). Health status and self-care outcomes after an education-support intervention for people with chronic heart failure. *Journal of Cardiovascular Nursing.* 30 (4 Suppl.), S3-S13.

Clark, D. (1999). Physical activity and its correlates among urban primary care patients aged 55 years or older. *Journal of Gerontology.* 54B, S41-S48.

Cohen, B., Sallis, B., Long, K., Caltas, W., Wooten, K., Patrick, K., & Hovell, M. (1994). Evaluating a physical activity assessment for use in primary health care settings. *Medical Science and Sports Medicine.* 26 (Suppl.), S187.

Cohen, R., & Van Nostrand, J. (1995). Trends in the health of older Americans, United States, 1994. *Vital Health Statistics*. 3, 3-7.

Coleman, K., Smith, D., Boone, D., Joseph, A., & Del Aguila, M. (1999). Step activity monitor, long-term, continuous recording of ambulatory function. *Journal of Rehabilitation Research and Development*. 36, 1-12.

Collins, T., Lunos, S., Carlson, T., Henderson, K., Lightbourne, M., Nelson, B., & Hodges, J. S. (2011). Effects of a home-based walking intervention on mobility and quality of life in people with diabetes and peripheral arterial disease, A randomized controlled trial. *Diabetes Care*. 34 (10), 2174-2179.

Conn, V. (1998). Older adults and exercise. *Nursing Research*. 47, 180-189.

Connor, K., & Davidson, J. R. T. (2003). Development of a new resilience scale, The Connor-Davidson Resilience Scale. *Depression and Anxiety*. 18, 76-82.

Cox, M., Carmack, C., Hughes, D., Baum, G., Brown, J. Jhingran, A.,... Basen-Engquist, K. (2015, October). Antecedents and mediators of physical activity in endometrial cancer survivors, Increasing physical activity through steps to health. *Health Psychology*. 34 (10), 1022-1032.

Crabtree, B., & Miller, W. (1992). *Doing qualitative research*. Newbury Park, CA, Sage.

Cree, M., Soskolne, C., Belseck, E., Hornig, J., McElhaney, J., Brant, R., & Suarez-Almazor, M. (2000). Mortality and institutionalization following hip fracture. *Journal of the American Geriatrics Society*. 48, 283-288.

Cumming, R., & Klineberg, R. (1994). Case-control study of risk factors for hip fractures in the elderly. *American Journal of Epidemiology*. 139, 493-503,

Damush, T. M., Kroenke, K., Bair, M. J., Wu, J., Tu, W., Krebs, E. E., & Poleshuck, E. (2016). Pain self-management training increases self-efficacy, self-management behaviours and pain and depression outcomes. *European Journal of Pain*. 20 (7), 1070-1078.

Damush, T. M., Perkins, S. M., Mikesky, A. E., Roberts, M., & O'Dea, J. (2005). Motivational factors influencing older adults diagnosed with knee osteoarthritis to join and maintain an exercise program. *Journal of Aging and Physical Activity*. 13 (1), 45-60.

Darkwah, V., Ross, C., Williams, B., & Madill, H. (2011). Undergraduate nursing student self-efficacy in patient education in a context-based learning program. *Journal of Nursing Education*. 50 (10), 579-582.

David, R. (1991). Assessment and treatment of aphasia. *Topics in Geriatric Rehabilitation*. 7, 48-60.

Davis, S. A., Carpenter, D., Cummings, D. M., Lee, C., Blalock, S. J., Scott, J. E.,... Sleath, B. (2017). Patient adoption of an internet based diabetes medication tool to improve adherence, A pilot study. *Patient Education & Counseling*. 100 (1), 174-178.

de Jong, J. R., Vlaeyen, J. W., Onghena, P., Goossens, M. E., Geilen, M., & Mulder, H. (2005). Fear of movement/(re) injury in chronic low back pain, education or exposure in vivo as mediator to fear reduction? *Clinical Journal of Pain*. 21 (1), 9-17; discussion 69-72.

Depp, C. A., & Jeste, D. V. (2006). Definitions and predictors of successful aging, A comprehensive review of larger quantitative studies. *American Journal of Geriatric Psychiatry*. 14, 6-20.

Der Ananian, C. A., Churan, C., & Adams, M. A. (2015). Correlates of physical activity among blacks and whites with arthritis. *American Journal of Health Behavior*. 39 (4), 562-572.

Desharnais, R., Bouillon, J. & Godin, G. (1986). Self-efficacy and outcome expectations as determinants of exercise adherence. *Psychological Reports*. 59, 1155-1159. Downloaded from https://academic.oup.com/her/article abstract/17/5/648/609463 by guest on 15 February 2020

DiPietro, L., Caspersen, C., Ostfeld, A. & Nadel, E. (1993). A survey for assessing physical activity a month older adults. *Medical Science Sports and Exercise*. 25, 628-642.

Dishman, R. (1994). Motivating older adults to exercise. *Southern Medical Journal*. 87, S79-S82.

Dohnke, B., Knäuper, B., & Müller-Fahrnow, W. (2005). Perceived self-efficacy gained from, and health effects of, a rehabilitation program after hip joint replacement. *Arthritis & Rheumatology*. 53 (4), 585-592.

Donesky, D., Janson, S. L., Nguyen, H. Q., Neuhaus, J., Neilands, T. B., & Carrieri- Kohlman, V. (2011). Determinants of frequency, duration, and continuity of home walking in patients with COPD. *Geriatric Nursing*. 32 (3), 178-187.

Dowd, T. (1991). Discovering older women's experiences of urinary incontinence. *Research in Nursing and Health*. 14, 179-186.

Downs, R., Rosenthal, C. & Lichtenstein, B. (1992). Selfefficacy expectations and self-care abilities in the older adult. *Journal of Consulting and Clinical Psychology*. 60, 429-438.

Druss, B., Zhao, L., von Esenwein, S. A., Bona, J. R., Fricks, L., Jenkins-Tucker, S.,... Lorig, K. (2010). The

Health and Recovery Peer (HARP) program, A peerled intervention to improve medical self-management for persons with serious mental illness. *Schizophrenia Research.* 118 (1-3), 264-270.

Duncan, K., Pozehl, B., Norman, J. F., & Hertzog, M. (2011). A self-directed adherence management program for patients with heart failure completing combined aerobic and resistance exercise training. *Applied Nursing Research.* 24 (4), 207-214.

Eaton, N. R., Krueger, R. F., South, S. C., Gruenewald, T. L., Seeman, T. E., & Bruce, M. L. (2012). Genes, environments, personality, and successful aging, Toward a comprehensive developmental model in later life. *Journal of Gerontology A, Biological Sciences & Medical Sciences.* 67A, 480-488.

Elkins, R. L., Nabors, L., King, K., & Vidourek, R. (2015). Factors influencing expectations of physical activity for adolescents residing in Appalachia. *American Journal of Health Education.* 46 (1), 7-12.

Engel, C., Hamilton, N. A., Potter, P. T., & Zautra, A. (2004). Impact of two types of expectancy on recovery from total knee replacement surgery (TKR) in adults with osteoarthritis. *Behavioral Medicine.* 30 (3), 113-123.

Ettinger, W., Burn, R., Messier, S., Applegate, W., Rejeski, W., Morgan, T., ... Craven, T. (1997). A randomized trial comparing aerobic exercise and resistance exercise with a health education program in older adults with knee osteoarthritis. *Journal of the American Medical Association.* 277, 25-31.

Ewart, C., Taylor, G., Reese, L. & DeBusk, R. (1983). Effects of early post-myocardial infarction exercise testing on selfperception and subsequent physical activity. *American Journal of Cardiology.* 51, 1076-1080.

Farahmand, B., Persson, P., Michaelsson, K., Baron, J., Alberts, A., Moradi, T., & Ljunghall, S. (2000). Physical activity and hip fracture, a population based case control study. *International Journal of Epidemiology.* 29, 308-314.

Feder, A., Nestler, E. J., & Charney, D. S. (2009). Psychobiology and molecular genetics of resilience. *Nature Reviews Neuroscience.* 10, 446-457.

Fiatarone, M., O'Neill, E., Ryan, N., Clements, K., Solares, G., Nelson, M., ... Evans, W. (1994). Exercise training and nutritional supplementation for physical frailty in very elderly people. *New England Journal of Medicine.* 330, 1769-1775.

Fleury, J., & Lee, S. M. (2006). The social ecological model and physical activity in African American women. *American Journal of Community Psychology.* 37 (1-2), 129-140.

Flood, M. (2006). A mid-range theory of successful aging. *Journal of Theory Construction & Testing.* 9 (2), 35-39.

Flood, M. T., Nies, M. A., & Seo, D. A. (2010). Successful aging, Selected indicators in a Southern sample. *Home Health Care Management Practice.* 22, 111-121.

Flora, P. K., Anderson, T. J., & Brawley, L. R. (2015). Illness perceptions and adherence to exercise therapy in cardiac rehabilitation participants. *Rehabilitation Psychology.* 60 (2), 179-186.

Folstein, M., Folstein, S., & McHugh, P. (1975). Mini-mental state, A practical method for grading the cognitive state of patients for the clinician. *Journal of Psychiatric Research.* 12, 189-198.

Fox, K., Hawkes, W., Magaziner, J., Zimmerman, S. & Hebel, R. (1996). Markers of failure to thrive among older hip fracture patients. *Journal of the American Geriatrics Society.* 44, 371-376.

Fox, K., Magaziner, J., Hawkes, W., YuYahiro, J., Hebel, J., Zimmerman, S., ... Michael, R. (2000). Loss of bone density and lean body mass after hip fracture. *Osteoporosis International.* 11, 31-35.

Fredrickson, B. L. (2001). The role of positive emotions in positive psychology. *American Psychologist.* 56 (3), 218-226.

Friborg, O., Hjemdal, O., Rosenvinge, J. H., & Martinussen, M. (2003). A new rating scale for adult resilience, what are the central protective resources behind healthy adjustment. *International Journal of Methods in Psychiatric Research.* 12 (2), 65-76.

Galik, E., Pretzer-Aboff, I., & Resnick, B. (2011). Nurses perspective of function focused care in acute care. *International Journal of Older Adults.* 15 (1), 48-55.

Galik, E., Resnick, B., Lerner, N., Sabol, M., & Gruber-Baldini, A. L. (2015). Function focused care for assisted living residents with dementia. *Gerontologist.* 55 (Suppl. 1), S13-S26.

Gau, M., Chang, C.-Y., Tian, S.-H., & Lin, K.-C. (2011). Effects of birth ball exercise on pain and self-efficacy during childbirth, A randomised controlled trial in Taiwan. *Midwifery.* 27 (6), e293-e300.

Gecas, V. (1989). The social psychology of self-efficacy. *Annual Review of Sociology.* 15, 291-316.

Gecht, M. R., Connell, K. J., Sinacore, J. M., & Prohaska, T. R. (1996). A survey of exercise beliefs and exercise habits among people with arthritis. *Arthritis Care Research.* 9, 82-88.

Geelen, R. & Soons, P. (1996). Rehabilitation, an 'everyday' motivation model. *Patient Education and Counseling.* 28, 69-77.

George, S. Z., Zeppieri, Jr. G., Cere, A. L., Cere, M. R., Borut, M. S., Hodges, M. J., ... Robinson, M. E. (2008). A Randomized Trial of Behavioral Physical Therapy Interventions for Acute and Sub-Acute Low Back Pain (NCT00373867). *Pain.* 140 (1), 145-157.

Giaquinto, S., Majolo, I., Palma, E., Roncacci, S. Sciarra, A. & Vittoria, E. (2000). Very old people can have favorable outcome after hip fracture, 58 patients referred to rehabilitation. *Archives of Gerontology and Geriatrics.* 31, 13-18.

Gill, T. M., Robison, J. T., & Tinetti, M. E. (1997). Predictors of recovery in activities of daily living among disabled older persons living in the community. *Journal of General Internal Medicine.* 12 (12), 757-762.

Gillis, C., Gortner, S., Hauck, W., Shinn, J., Sparacinom, P. & Tompkins, C. (1993). A randomized clinical trial of nursing care for recovery from cardiac surgery. *Heart and Lung.* 22, 125-133.

Glantz, M. D., & Johnson, J. L. (Eds.). (1999). *Resilience and development, Positive life adaptations.* (Longitudinal research in the social and behavioral sciences.) Kluwer Academic Publishers.

Glaser, B., & Strauss, A. (1967). *The discovery of grounded theory.* Chicago, Aldine.

Glickstein, J. (1990). Motivation in geriatric rehabilitation. *Focus on Geriatric Care and Rehabilitation.* 3 (8), 1-3.

Gortner, S., & Jenkins, L. S. (1990). Self-efficacy and activity level following cardiac surgery. *Journal of Advanced Nursing.* 15 (10), 1132-1138.

Gortner, S., Rankin, S., & Wolfe, M. (1988). Elders' recovery from cardiac surgery. *Progress in Cardiovascular Nursing.* 3 (2), 54-61.

Graham, D. P., Helmer, D. A., Harding, M. J., Kosten, T. R., Petersen, N. J., & Nielsen, D. A. (2013). Serotonin transporter genotype and mild traumatic brain injury independently influence resilience and perception of limitations in veterans. *Journal of Psychiatric Research.* 47, 835-842.

Granger, B., Moser, D., Germino, B., Harrell, J., & Ekman, I. (2006). Caring for patients with chronic heart failure, The trajectory model. *European Journal of Cardiovascular Nursing.* 5 (3), 222-227.

Grant, S. (2014). Self-monitoring blood pressure in patients with hypertension, Who selfmonitors and why- (Doctoral dissertation research). University of Birmingham, United Kingdom. AN, 109763284.

Green, C. R., Baker, T. A., Smith, E. M., & Sato, Y. (2003). The effect of race in older adults presenting for chronic pain management, A comparative study of black and white Americans. *Journal of Pain.* 4, 82-90.

Greene, R. R., Graham, S. A. (2009). Role of resilience among Nazi Holocaust survivors : a strength-based paradigm for understanding survivorship. *Family & Community Health.* 32 (1 Suppl), S75-82.

Gregson, J., Foerster, S. B., Orr, R., Jones, L., Benedict, J., Clarke, B., ... Zotz, A. K. (2001). System, environmental, and policy changes, using the social-ecological model as a framework for evaluating nutrition education and social marketing programs with low-income audiences. *Journal of Nutrition Education.* 33 (Suppl. 1), S4-S15.

Grim, M., Hortz, B., & Petosa, R. (2011). Impact evaluation of a pilot web-based intervention to increase physical activity. *American Journal of Health Promotion.* 25 (4), 227-230.

Grotberg, E. H. (2003). *Resilience for today, gaining strength from adversity.* Wesport, CT, Praeger.

Gruenewald, T. L., Karlamangla, A. S., Greendale, G. A., Singer, B. H., & Seeman, T. E. (2007). Feelings of usefulness to others, disability, and mortality in older adults, The Macarthur study of successful aging. *Journals of Gerontology Series B, Psychological Sciences & Social Sciences.* 62, 28-37.

Gulanik, M. (1991). Is phase 2 cardiac rehabilitation necessary for early recovery of patients with cardiac disease- A randomized, controlled study. *Heart and Lung.* 20, 9-15.

Gustavsson, C., Denison, E., & von Koch, L. (2011). Self-management of persistent neck pain, Two-year follow-up of a randomized controlled trial of a multicomponent group intervention in primary health care. *Spine,* 36 (25), 2105-2115.

Habermann-Little, B. (1991). Qualitative research methodologies, An overview. *Journal of Neuroscience Nursing.* 23, 188-189.

Hall, K. S., Wójcicki, T. R., Phillips, S. M., & McAuley, E. (2012). Validity of the multidimensional outcome expectations for exercise scale in continuing-care retirement communities. *Journal of Aging & Physical Activity.* 20 (4), 456-468.

Halser, G. (2010). Pathophysiology of depression, Do we have any solid evidence of interest to clinicians. *World Psychiatry*. 9, 155-161.

Han, K., Lee, S. J., Park, E. S., Park, Y., & Cheol, K. H. (2005). Structural model for quality of life in patients with chronic cardiovascular disease in Korea. *Nursing Research*. 54, 85-96.

Hannan, E. L., Magaziner, J., Wang, J. J., Eastwood, E. A., Silberzweig, S. B., Gilbert, M., ... Siu, A. L. (2001). Mortality and locomotion 6 months after hospitalization for hip fracture, risk factors and risk-adjusted hospital outcomes. *Journal of the American Medical Association*. 285, 2736-2742.

Hardy, S. E., Concato, J., & Gill, T. M. (2002). Stressful life events among community-living older persons. *Journal of General Internal Medicine*. 17 (11), 832-838.

Hardy, S. E., Concato, J., & Gill, T. M. (2004). Resilience of community-dwelling older persons. Journal of the *American Geriatrics Society*. 52 (2), 257-262.

Harnirattisai, T., & Johnson, R. (2002). Reliability of self-efficacy and outcome expectations scales for exercise and functional activity in Thai elder. Paper presented at the Health Science Research Day, University of Missouri-Columbia.

Harris, P. B. (2008). Another Wrinkle in the Debate about Successful Aging, The Undervalued Concept of Resilience and the Lived Experience of Dementia. *International Journal of Aging and Human Development*. 67 (1), 43-61.

Hays, L., Pressler, S., Damush, T., Rawl, S., & Clark, D. (2010). Exercise adoption among older, low-income women at risk for cardiovascular disease. *Public Health Nursing*. 27 (1), 79-88.

Hegney, D. G., Buikstra, E., Baker, P., Rogers-Clark, C., Pearce, S., Ross, H., ... Watson-Luke, A. (2007). Individual resilience in rural people, a Queensland study, Australia. *Rural Remote Health*. 7 (4), 620-625.

Henriksson, A., Arving, C., Johansson, B., Igelstrom, H., & Nordin, K. (2016). Perceived barriers to and facilitators of being physically active during adjuvant cancer treatment. *Patient Education Counseling*. 99 (7), 1220-1226.

Herr, K. A., & Mobily, P. R. (1991). Complexities of pain assessment in the elderly. Clinical considerations. *Journal of Gerontological Nursing*. 17 (4), 12-19.

Heruiti, R., Lusky, A., Barell, V. Ohry, A., & Adunsky, A. (1999). Cognitive status at admission, does it affect the rehabilitation outcome of elderly patients with hip fracture. *Archives of Physical Medicine and Rehabilitation*. 80, 432-436.

Horowitz, C., Eckhardt, S., Talavera, S., Goytia, C., & Lorig, K. (2011). Effectively translating diabetes prevention, A successful model in a historically under-served community. *Translational Behavioral Medicine*. 1 (3), 443-452.

Hospes, G., Bossenbroek, L., Ten Hacken, N. H., van Hengel, P., & de Greef, M. H. (2009). Enhancement of daily physical activity increases physical fitness of outclinic COPD patients, Results of an exercise counseling program. *Patient Education & Counseling*. 75 (2), 274-278.

Hsu, H. C., & Jones, B. L. (2012). Multiple trajectories of successful aging of older and younger cohorts. *Gerontologist*. 52, 843-856.

Huang, T., Yeh, C.-Y., & Tsai, Y.-C. (2011). A diet and physical activity intervention for preventing weight retention among Taiwanese childbearing women, A randomised controlled trial. *Midwifery*. 27 (2), 257-264.

Huuskio, T., Karppi, P., Avikainen, V., Kautiainen, H., & Sulkava, R. (2000). Randomized clinically controlled trial of intensive rehabilitation in patients with hip fracture, subgroup 657 analysis of patient with dementia. *British Medical Journal*. 321, 1107-1111.

Ingledew, D. K., Markland, D., & Sheppard, K. E. (2004). Personality and self-determination of exercise behavior. *Personality and Individual Differences*. 36, 1921-1932.

Irvine, A., Philips, L., Seeley, J., Wyant, S., Duncan, S., & Moore, R. W. (2011). Get moving, A web site that increases physical activity of sedentary employees (includes abstract). *American Journal of Health Promotion*. 25 (3), 199-206.

Jackson, T. (2006). Relationships between perceived close social support and health practices within community samples of American women and men. *Journal of Psychology Interdisciplinary and Applied*. 140 (3), 229-246.

Jahn, D. R., & Cukrowicz, K. C. (2012). Self-rated health as a moderator of the relation between functional impairment and depressive symptoms in older adults. *Aging & Mental Health*. 16, 281-287.

Jeffries, P. R., Beach, M., Decker, S. I., Dlugasch, L., Groom, J., Settles, J., & O'Donnell, J. M. (2011). Multi-center development and testing of a simulation-based cardiovascular assessment curriculum for advanced practice nurses. *Nursing Education Perspectives*. 32 (5), 316-322.

Jenkins, L. (1985). Self-Efficacy in Recovery from Myocardial Infarction. Baltimore, MD, University of Maryland. Unpublished doctoral dissertation.

Jeste, D. V., Savla, G. N., Thompson, W. K., Vahia, I. V., Glorioso, D. K., Martin, A. S., ... Depp, C. A. (2013). Association between older age and more successful aging, Critical role of resilience and depression. *American Journal of Psychiatry*. 170, 188-196.

Jette, A., Lachman, M., Giorgetti, M., Assmann, S., Harris, B., Levensen, C., ... Krebs, D. (1998). Effectiveness of home-based, resistance training with disabled older persons. *Gerontologist*. 38, 412-422.

Johansson, P., Dahlström, U., & Bromström, A. (2006). Consequences and predictors of depression in patients with chronic heart failure, Implications for nursing care and future research. *Progress in Cardiovascular Nursing*. 21 (4), 202-211.

Johnson, K. B., Patterson, B. L., Ho, Y., Chen, Q., Nian, H., Davison, C., ... Mulvaney, S. A. (2016). The feasibility of text reminders to improve medication adherence in adolescents with asthma. *Journal of the American Medical Informatics Association*. 23 (3), 449-455.

Jones, F., Harris, P., Waller, H., & Coggins, A. (2005). Adherence to an exercise prescription scheme, The role of expectations, self-efficacy stage of change and psychological well-being. *British Journal of Health Psychology*. 10, 359-378.

Kamish, S., & Öz, F. (2011). Evaluation of a smoking cessation psychoeducational program for nurses. *Journal of Addictions Nursing*. 22 (3), 117-123.

Kaplan, R., & Atkins, C. (1984). Specific efficacy expectations mediate exercise compliance in patients with COPD. *Health Psychology*. 3, 223-242.

Karoly, P., & Ruehlman, L. S. (2006). Psychological "resilience" and its correlates in chronic pain, Findings from a national community sample. *Pain*. 123 (1-2), 90-97.

Kelly, R., Zyzanski, S., & Alemagno, S. (1991). Prediction of motivational and behavior change following health promotion, role of health beliefs, social support, and selfefficacy. *Social Science and Medicine*. 32, 311-320.

Kemp, B. (1988). Motivation, rehabilitation and aging, A conceptual model. *Topics in Geriatric Rehabilitation*. 3, 41-52.

Kempen, G. I., van Heuvelen, M. J., van Sonderen, E., van den Brink, R. H., Kooijman, A. C., & Ormel, J. (1999). The relationship of functional limitations to disability and the moderating effects of psychological attributes in community-dwelling older persons. *Social Science & Medicine*. 48 (9), 1161-1172.

Kilic, S. A., Dorstyn, D. S., & Guiver, N. G. (2013). Examining factors that contribute to the process of resilience following spinal cord injury. *Spinal Cord*. 51, 553-557.

Kim, K. H., & Sobal, J. (2004). Religion, social support, fat intake and physical activity. *Public Health Nutrition*. 7 (6), 773-781.

King, A. C., Blair, S. N., Bild, D. E., Dishman, R. K., Dubbert, P. M., Marcus, B. H., ... Yaeger, K. K. (1992). Determinants of physical activity and interventions in adults. *Medicine and Science in Sports and Exercise*. 24, S221-S236.

King, A. C., Friedman, R., Marcus, B., Castro, C., Napolitano, M., Ahn, D., & Baker, L. (2007). Ongoing physical activity advice by humans versus computers, the Community Health Advice by Telephone (CHAT) trial. *Health Psychology*. 26 (6), 718-727.

King, A. C., Haskell, W. L., Taylor, C. B., Kraemer, H. C., & DeBusk, R. F. (1991). Group- vs home-based exercise training in healthy older men and women. *Journal of the American Medical Association*. 266, 1535-1542.

King, A. C., Oman, R. F., Brassington, G. S., Bliwise, D. L., & Haskell, W. L. (1997). Moderate-intensity exercise and self-rated quality of sleep in older adults. *Journal of the American Medical Association*. 277, 32-37.

King, A. C., Rejeski, W. J., & Buchner, D. M. (1998). Physical activity interventions targeting older adults, a critical review and recommendations. *American Journal of Preventive Medicine*. 15, 316-333.

Kinsel, B. (2005). Resilience as adaptation in older women. *Journal of Women & Aging*. 17 (3), 23-39.

Kistner-Griffin, E., Brune, C. W., Davis, L. K., Sutcliffe, J. S., Cox, N. J., & Cook, E. H. J. (2011). Parent-of-origin effects of the serotonin transporter gene associated with autism. *American Journal of Medical Genetics B, Neuropsychiatric Genetics.* 156, 139-144.

Klindinst, N. J., & Resnick, B. (2015). The Useful Depression Screening Tool for older adults : Psychometric properties and clinical applicability. *Journal of Nursing Measurement.* 23 (2), 78E-87.

Kozar-Westman, M., Troutman-Jordan, M., & Nies, M. A. (2013). Successful aging among assisted living community older adults. *Journal of Nursing Scholarship.* 45, 238-246.

Kramer, A., Steiner, J., Schienker, R., Eilertsen, T., Hrincevich, C., Tropea, D.,... Eckhoff, D. (1997). Outcomes and costs after hip fracture and stroke. *Journal of the American Medical Association.* 277, 396-404.

Kramer, L. V., Helmes, A. W., Seelig, H., Fuches, R., & Bengel, J. (2014). Correlates of reduced exercise behavior in depression, The role of motivational and volitional deficits. *Psychology & Health,* 29 (10), 1206-1225.

Kroenke, K., Spitzer, R. L., & Williams, J. B. W. (2003). The Patient Health Questionnaire-2, Validity of a two-item depression screener. *Medical Care.* 41, 1284-1292.

Lachman, M., Jette, A., Tennstedt, S., Howland, J., Harris, B., & Peterson, E. (1997). A cognitive-behavioral model for promoting regular physical activity in older adults. *Psychology, Health and Medicine.* 2, 251-261.

Lee, E. E., Von Ah, B. S., Szuck, B., & Yi-Keung, J. L. (2016). Determinants of physical activity maintenance in breast cancer survivors after a community-based intervention. *Oncology Nursing forum.* 43 (1), 93-102.

Lee, H. S., Brown, S. L., Mitchell, M. M., & Schiraldi, G. R. (2008). Correlates of resilience in the face of adversity for Korean women immigrating to the US. *Journal of Immigrant and Minority Health.* 10 (5), 415-22.

Levveille, S. C., Guralnik, J. M., Ferrucci, L., & Langlois, J. A. (1999). Aging successfully until death in old age, Opportunities for increasing active life expectancy. *American Journal of Epidemiology.* 149, 654-664.

Lewis, J. P. (2011). Successful aging through the eyes of Alaska native elders. What it means to be an elder in Bristol Bay, AK. *Gerontologist.* 51, 1-8.

Lincoln, Y., & Guba, E. (1985). *Naturalistic inquiry.* Newbury Park, CA, Sage.

Lipsky, R. H., Hu, X. Z., & Goldman, D. (2009). Additional functional variation at the SLC6A4 gene. *American Journal of Medical Genetics B, Neuropsychiatric Genetics.* 150B, 153.

Loehlin, J. C. (1998). *Latent variable models, An introduction to factor, path, and structural analysis.* Mahwah, NJ, Lawrence Erlbaum Associates Publishers.

Lorig, K., Ritter, P. L., Laurent, D. D., Plant, K., Green, M., Jernigan, V. B., & Case, S. (2010). Online diabetes self-management program, A randomized study. *Diabetes Care.* 33 (6), 1275-1281.

Magaziner, J., Hawkes, W., Hebel, J. R., Zimmerman, S. I., Fox, K. M., Dolan, M.,... Kenzora, J. (2000). Recovery from hip fracture in eight areas of function. *Journal of Gerontology, Medical Sciences.* 55, M498-M507.

Makris, U. E., Fraenkel, L., Han, L., Leo-Summers, L. G., & Thomas, M. (2014). Risk factors for restricting back pain in older persons. *Journal of the American Medical Directors Association.* 15, 62-67.

Marin, R. S. (1991). Apathy, A Neuropsychiatric syndrome. *Journal of Neuropsychiatry and Clinical Neurosciences.* 3 (3), 243-254.

Marin, R. S., Fogel, B. S., Hawkins, J., Duffy, J., & Krupp, B. (1995). Apathy, a treatable syndrome. *Journal of Neuropsychiatry and Clinical Neurosciences.* 7 (1), 23-30.

Markus, R., & Raedt, R. D. (2011). Differential effects of 5-HTTLPR genotypes on inhibition of negative emotional information following acute stress exposure and tryptophan challenge. *Neuropsychopharmacology.* 36, 819-826.

Martin, M. Y., Kim, Y. I, Kratt, P., Litaker, M. S., Kohler, C. L., Schoenberger, Y. M.,... . Williams, O. D. (2011). Medication adherence among rural, low-income hypertensive adults, A randomized trial of a multimedia community-based intervention. *American Journal of Health Promotion.* 25 (6), 372-378.

McAuley, E. (1992). The role of efficacy cognitions in the prediction of exercise behavior in middle-aged adults. *Journal of Behavioral Medicine.* 15, 65-88.

McAuley, E. (1993). Self-efficacy and the maintenance of exercise participation in older adults. *Journal of Behavioral Medicine.* 16, 103-113.

McAuley, E., Courneya, M., & Lettunich, A. (1992). Effects of acute and long-term exercise on self-efficacy responses in sedentary, middle-aged males and females. *Gerontologist.* 31 (4), 534-542.

McAuley, E., Konopack, J. F., Motl, R. W., Morris, K. S., Doerksen, S. E., & Rosengren, K. R. (2006). Physical activity and quality of life in older adults, Influence of health status and self-efficacy. *Annals of Behavior-*

al Medicine. 31 (1), 99-103.

McAuley, E., Shaffer, K., & Rudolph, D. (1995). Effective response to acute exercise in elderly impaired males, the moderating effects of self-efficacy and age. *International Journal of Aging and Human Development.* 41, 13-27.

Mcauley, E., Konopack, J. F., Motl, R. W., Morris, K. S., Doerksen, S. E., & Rosengren, K. S. (2006). Physical Activity and Quality of Life in Older Adults, Influence of Health Status and Self-Efficacy. *Annals of Behavioral Medicine.* 31 (1), 99-103.

McCarthy, V. (2009). Exploring a new theory of successful aging among low-income older adults in an independent and assisted living community (Doctoral dissertation). University of Kentucky, Louisville.

McCorkle, R., Ercolano, E., Lazenby, M., Schulman-Green, D., Schilling, L. S., Lorig, K., & Wagner, E. H. (2011). Self-management, Enabling and empowering patients living with cancer as a chronic illness. *A Cancer Journal for Clinicians.* 61 (1), 50-62.

McDougall, G. (1993). Older adults' metamemory, Coping, depression, and self-efficacy. *Applied Nursing Research.* 6, 28-30.

McDougall, G., Becker, H., Acee, T. W., Vaughan, P. W., & Delville, C. L. (2011). Symptom management of affective and cognitive disturbance with a group of cancer survivors. *Archives of Psychiatric Nursing.* 25 (1), 24-35.

McLaughlin, S. J., Connell, C. M., Heeringa, S. G., Li, L. W., & Roberts, J. S. (2010). Successful aging in the United States, Prevalence estimates from a national sample of older adults. *Journals of Gerontology Series B, Psychological Sciences & Social Sciences.* 65B, 216-226.

McLaughlin, S. J., Jette, A. M., & Connell, C. M. (2012). An examination of healthy aging across a conceptual continuum, Prevalence estimates, demographic patterns, and validity. *Journals of Gerontology Series A, Biological Sciences & Medical Sciences.* 67, 783-789.

McVicar, A., Andrew, S., & Kemble, R. (2015). The 'bioscience problem' for nursing students, An integrative review of published evaluations of Year 1 bioscience, and proposed directions for curriculum development. *Nurse Education Today.* 35 (3), 500-509.

Melillo, K., Futrell, M., Williamson, E., Chamberlain, C., Bourque, A., MacDonnell, M., & Phaneuf, J. (1996). Perceptions of physical fitness and exercise activity among older adults. *Journal of Advanced Nursing.* 23, 542-547.

Mendes de Leon, C. F., Seeman, T. E., Baker, D. I., Richardson, E. D., & Tinetti, M. E. (1996). Self-efficacy, physical decline and change in functioning in community-living elders, a prospective study. *Journals of Gerontology, Series B, Psychological Sciences and Social Sciences.* 51 (4), S183-S190.

Miles. M., & Huberman, A. (1984). Qualitative data analysis. Newbury Park, CA, Sage.

Millen, J., & Bray, S. R. (2009). Promoting self-efficacy and outcome expectations to enable adherence to resistance training after cardiac rehabilitation. *Journal of Cardiovascular Nursing.* 24 (4), 316-327.

Mitchella, A. E., Fraser, J. A., Ramsbotham, J., Morawska, A., & Yates, P. (2015). Childhood atopic dermatitis, A cross-sectional study of relationships between child and parent factors, atopic dermatitis management and disease severity. *International Journal of Nursing Studies.* 52 (1), 216-228.

Morrow-Howell, N., McCrary, S., Gonzales, E., McBridge, A., Hong, S., & Blinne, A. W. (2008). Experience Corps, Benefits of Volunteering St Louis, MO , Washington University, Center for Social Development, George Warren Brown School of Social Work, Washington University St Louis. CSD Research Brief No08-23.

Muzaffar, H., Castelli, D. M., Scherer, J., & Chapman-Novakofski, K. (2014). The impact of Web-Based HOT (Health Outcomes for Teens) Project on risk for type 2 diabetes, A randomized controlled trial. *Diabetes Technology & Therapeutics.* 16 (12), 846-852.

Nahm, E. S., Barker, B., Resnick, B., Covington, B., Magaziner, J., & Brennan, P. (2010). Effects of a social cognitive theory-based hip fracture prevention web site for older adults. *Computers, Informatics, Nursing.* 28 (6), 371-377.

Nahm, E. S., Resnick, B., Bellantoni, M., Zhu, S., Brown, C., Brennan, P. F.,... Plummer, L. (2015). Dissemination of theory-based online bone health programs, Two intervention approaches. *Health Informatics Journal.* 21, 120-136.

Nelson, M., Fiatarone, M., Morganti, C., Trice, I., Greenberg, R., & Evans, W. (1994). Effects of high-intensity strength training on multiple risk factors for osteoporotic fractures. *Journal of the American Medical As-*

sociation. 272, 1909-1914.

Netz, Y., & Raviv, S. (2004). Age Differences in Motivational Orientation Toward Physical Activity, An Application of Social—Cognitive Theory. *Journal of Psychology Interdisciplinary and Applied.* 138 (1), 35-48.

Newman, R. (2005). APA's resilience initiative. Professional *Psychology, Research and Practice.* 36 (2), 227-229.

Niedermann, K., de Bie, R. A., Kubli, R., Ciurea, A., Steurer-Stey, C., Villiger, P. M., & Büchi, S. (2011). Effectiveness of individual resource-oriented joint protection education in people with rheumatoid arthritis, A randomized controlled trial. *Patient Education & Counseling.* 82 (1), 42-48.

Nygren, B., Jonsen, E., Gustafson, Y., Norberg, A., & Lundman, B. (2005). Resilience, sense of coherence, purpose in life and self-transcendence in relation to perceived physical and mental health among the oldest old. *Aging and Mental Health.* 9 (4), 354-362.

O'Connell, R., & Mayo, J. (1998). The role of social factors in affective disorders, a review. *Hospital & Community Psychiatry.* 39, 842-851.

O'Hara, R., Marcus, P., Thompson, W. K., Flournoy, J., Vahia, I., Lin, X.,... Jeste, D. V. (2012). 5-HTTLPR short allele, resilience, and successful aging in older adults. *American Journal of Geriatric Psychiatry.* 20, 452-488.

Oberg, E. B., Bradley, R., Allen, J., & McCrory, M. A. (2011). CAM, Naturopathic dietary interventions for patients with type 2 diabetes. *Complementary Therapies in Clinical Practice.* 17 (3), 157-161.

Oldridge, N. B., & Rogowski, B. I. (1990). Sell-efficacy and inpatient cardiac rehabilitation. *American Journal of Cardiology.* 66 (3), 362-365.

Ong, A. D., Bergeman, C. S., Bisconti, T. L., Wallace, K. A. (2006). Psychological resilience, positive emotions, and successful adaptation to stress in later life. *Journal of Personality and Social Psychology.* 91 (4), 730-749.

Onubogu, U. D. (2014). Pain and depression in older adults with arthritis. *Orthopaedic Nursing.* 33, 102-108.

Orwig, D., Hochberg, M., Yu-Yahiro, J., Resnick, B., Hawkes, W. G., Shardell, M.,... Magaziner, J. (2011). Delivery and outcomes of a yearlong home exercise program after hip fracture, A randomized controlled trial. *Journal of Archives of Internal Medicine.* 171 (4), 323-331.

Padala, P. R., Burke, W. J., & Bhatia, S. C. (2007) Modafinil therapy for apathy in an elderly patient. *Annals of Pharmacotherapy.* 41 (2), 346-349.

Patterson, M. S., Meyer, M. R. U., Beaujean, A. A., & Bowden, R. G. (2014). Using the social cognitive theory to understand physical activity among dialysis patients. *Rehabilitation Psychology.* 59 (3), 278-288.

Pescatello, L., DiPietro, L., Fargo, A., Ostfeld, A., & Nadel, E. (1994). The impact of physical activity and physical fitness on health indicators among older adults. *Journal of Aging and Physical Activity.* 2, 2-13.

Phillips, K. T., Phillips, M. M., Lalonde, T. L., & Tormohlen, K. N. (2015). Marijuana use, craving and academic motivation and performance among college students, An in-the-moment study. *Addictive Behaviors.* 47, 42-47.

Pinti, M., Troiano, L., Nasi, M., Bellodi, C., Ferraresi, R., Mussi, C.,... Cossarizza, A. (2004). Balanced regulation of mRNA production for Fas and Fas Ligand in lymphocytes from centenarians, How the immune system starts its second century. *Circulation.* 110, 3108-3114.

Pretzer-Aboff, I., Galik, E., & Resnick, B. (2011). Feasibility and impact of a function focused care intervention for Parkinson's disease in the community. *Nursing Research.* 60 (4), 276-283.

Prochaska, J., & DiClemente, C. (1982). Transtheoretical therapy, toward a more integrative model of change. *Psychotherapy, Theory, Research and Practice.* 19, 276-288.

Pruchno, R. A., Wilson-Genderson, M., & Cartwright, F. P. (2010). A two factor model of successful aging. *Journals of Gerontology B, Psychological Sciences & Social Sciences.* 50, 821-833.

Qi, B., Resnick, B., Smeltzer, S. C., & Bausell, B. (2011). Self-efficacy enhanced education program in preventing osteoporosis among Chinese immigrants, A randomized controlled trial. *Nursing Research.* 60 (6), 393-404.

Quicke, J. G., Foster, N. E., Ogolah, R. O., Croft, P. R., & Holden, M. A. (2016). The relationship between attitudes, beliefs and physical activity in older adults with knee pain, Secondary analysis of a randomized controlled trial. *Arthritis Care & Research.* 68 (1), 215-219.

Rana, B. K., Darst, B. F., Bloss, C., Shih, P. B., Depp, C., Nievergelt, C. M.,... Jeste, D. V. (2014). Candidate SNP associations of optimism and resilience in older adults, Exploratory study of 935 community-dwelling adults. *American Journal of Geriatric Psychiatry.* 22, 997-1006.

Reifegerste, D., & Rossmann, C. (2017). Promoting physical activity with group pictures. Affiliation-based visual communication for high-risk populations. *Health Communication.* 32 (2), 161-168.

Rejeski, W. J., & Brawley, L. R. (1997). Shaping active lifestyles in older adults, a group-facilitate behavior change intervention. *Annals of Behavioral Medicine.* 19, S106.

Rejeski, W. J., Mihalko, S. L., Ambrosius, W. T., Bearon, L. B., & McClelland, J. W. (2011). Weight loss and self-regulatory eating efficacy in older adults, The cooperative lifestyle intervention program. *Journals of Gerontology Series B, Psychological Sciences & Social Sciences.* 66B (3), 279-286.

Resnick, B. (1994). The wheel that moves. *Rehabilitation Nursing Journal.* 19, 140.

Resnick, B. (1996). Motivation in geriatric rehabilitation. *Image, Journal of Nursing Scholarship.* 28 (1), 41-45.

Resnick, B. (1998a). Efficacy beliefs in geriatric rehabilitation. *Journal of Gerontological Nursing.* 24, 34-45.

Resnick, B. (1998b). Functional performance of older adults in a long term care setting. *Clinical Nursing Research.* 7, 230-246.

Resnick, B. (1998c). Self-efficacy in geriatric rehabilitation. *Journal of Gerontological Nursing.* 7, 1-11.

Resnick, B. (1998d). Motivating the older adult to perform functional activities. *Journal of Gerontological Nursing.* 24, 23-31.

Resnick, B. (1999a). Motivation to perform activities of daily living in institutionalized older adults, can a leopard change its spots? *Journal of Advanced Nursing.* 29, 792-799.

Resnick, B. (1999b). Reliability and validity testing of the self-efficacy for functional activities scale. *Journal of Nursing Measurement.* 7 (1), 5-20.

Resnick, B. (2001a). Motivating older adults to engage in self-care. *Patient Care for the Nurse Practitioner.* 4 (9), 13-19.

Resnick, B. (2001b). Testing a model of exercise behavior in older adults. *Research in Nursing and Health.* 24, 83-92.

Resnick, B. (2002). Testing the effect of the WALC intervention on exercise adherence in older adults. *Journal of Gerontological Nursing.* 28 (6), 40-49.

Resnick, B. (2005). Reliability and validity of the outcome expectations for exercise scale-2. *Journal of Aging and Physical Activity.* 13 (4), 382-394.

Resnick, B. (2010). *Resilience in older adults.* Sudbury, MA, Jones & Bartlett.

Resnick, B. (2011). *Implementing restorative care nursing in all setting.* New York, NY, Springer Publishing Company.

Resnick, B., & D'Adamo, C. (2011). Factors associated with exercise among older adults in a continuing care retirement community. *Rehabilitation Nursing Journal.* 36 (2), 47-53.

Resnick, B., & Daly, M. (1997). Predictors of geriatric rehabilitation. *Rehabilitation Nursing.* 23, 21-29.

Resnick, B., & Inguito, P. (2011). Testing the reliability and validity of the resilience measure. *Archives of Psychiatric Nursing.* 25, 11-20.

Resnick, B., & Jenkins, L. S. (2000). Reliability and validity testing of the self-efficacy for exercise scale. *Nursing Research.* 49, 154-159.

Resnick, B., & Spellbring, A. M. (2000). The factors that influence exercise behavior in older adults. *Journal of Gerontological Nursing.* 26, 34-42.

Resnick, B., Galik, E., Boltz, M., Hawkes, W., Shardell, M., Orwig, D., & Magaziner, J. (2011). Physical activity in the post hip-fracture period. *Journal of Aging and Physical Activity.* 19 (4), 373-387.

Resnick, B., Galik, E., Dorsey, S., Scheve, A., & Gutkin, S. (2011). Reliability and validity testing of the physical resilience measure. *Gerontologist.* 51 (5), 643-652.

Resnick, B., Galik, E., Gruber-Baldini, A., & Zimmerman, S. (2011). Testing the impact of function focused care in assisted living. *Journal of the American Geriatrics Society.* 59 (12), 2233-2240.

Resnick, B., Galik, E., Nahm, E., Shaughnessy, M., & Michael, K. (2009). Optimizing adherence in older adults with cognitive impairment. In S. Shumaker, J. Ockene, & K. Riekert (Eds.), *The handbook of health behavior change* (3rd ed., pp. 519-544). New York, NY, Springer Publishing Company.

Resnick, B., Galik, E., Vigne, E., & Payne, A. (2016). Dissemination and implementation of function focused care-assisted living. *Health Education & Behavior.* 43 (3), 296-304.

Resnick, B., Gruber-Baldini, A., Galik, E., Pretzer-Aboff, I., Russ, K., Hebel, J., & Zimmerman, S. (2009a).

Changing the philosophy of care in long-term care, Testing of the restorative care intervention. *Gerontologist.* 49 (2), 175-184.

Resnick, B., Gruber-Baldini, A., Zimmerman, S., Galik, E., Pretzer-Aboff, I., Russ, K., & Hebel, J. R. (2009b). Nursing home resident outcomes from the Res-Care intervention. *Journal of the American Geriatrics Society.* 57 (7), 1156-1165.

Resnick, B., Hammersla, M., Michael, K., Galik, E., Klinedinst, J., & Demehin, M. (2014). Changing behavior in senior housing residents, Testing of Phase I of the PRAISEDD-2 Intervention. Applied *Nursing Research.* 27 (3), 162-169.

Resnick, B., Michael, K., Shaughnessy, M., Nahm, E. S., Kobunek, S., Sorkin, J.,... Macko, R. F. (2008a). Inflated perceptions of physical activity after stroke, pairing self-report with physiologic measures. *Journal of physical activity & health.* 5 (2), 308-318.

Resnick, B., Nahm, E. S., Zhu, S., Brown, C., An, M., Park, B., & Brown, J. (2014). The impact of osteoporosis, falls, fear of falling and efficacy expectations on exercise among community-dwelling older adults. *Orthopaedic Nursing.* 33 (5), 277-288.

Resnick, B., Orwig, D., Magaziner, J., & Wynne, C. (2002). The effect of social support on exercise behavior in older adults. *Clinical Nursing Research.* 11 (1), 52-70.

Resnick, B., Orwig, D., Wehren, L., Zimmerman, S., Simpson, M., & Magaziner, J. (2005). The Exercise Plus Program for older women post hip fracture, participant perspectives. *Gerontologist.* 45 (4), 539-44.

Resnick, B., Orwig, D., Yu-Yahiro, J., Hawkes, W., Shardell, M., Hebel, J. R.,... Magaziner, J. (2007). Testing the effectiveness of the exercise plus program in older women post-hip fracture. *Annals of Behavioral Medicine.* 34 (1), 67-76.

Resnick, B., Palmer, M. H., Jenkins, L., & Spellbring, A. M. (2000). Path analysis of efficacy expectations and exercise behavior in older adults. *Journal of Advanced Nursing.* 31 (6), 1309-1315.

Resnick, B., Petzer-Aboff, I., Galik, E., Russ, K., Cayo, J., Simpson, M., & Zimmerman, S. (2008b). Barriers and benefits to implementing a restorative care intervention in nursing homes. *Journal of the American Medical Directors Association.* 9 (2), 102-108.

Resnick, B., Vogel, A., & Luisi, D. (2006). Motivating minority older adults to exercise. *Cultural Diversity and Ethnic Minority Psychology.* 12 (1), 17-29.

Resnick, B., Wells, C., Galik, E., Holtzman, L., Zhu, S., Gamertsfelder, E.,... Boltz, M. (2016). Feasibility and efficacy of function focused care for orthopedic trauma patients. *Journal of Trauma Nursing.* 23 (3), 144-155.

Resnick, B., Zimmerman, S., Orwig, D., Furstenberg, A. L., & Magaziner, J. (2000). Outcome expectations for exercise scale, utility and psychometrics. *Journal of Gerontology, Social Sciences.* 55B, S352-S356.

Resnick, B., Luisi, D., & Vogel, A. L. (2008). Testing the Senior Exercise Self-efficacy Pilot Project (SESEP) for use with urban dwelling minority older adults. *Public Health Nursing.* 25 (3), 221-234.

Robinson-Smith, G., Johnston, M. V., & Allen, J. (2000). Self-care self-efficacy, quality of life, and depression after stroke. *Archives of Physical Medicine and Rehabilitation.* 81 (4), 460-464.

Rogers, L., Shah, P., Dunnington, G., Greive, A., Shanmugham, A., Dawson, B., & Courneya, K. S. (2005). Social cognitive theory and physical activity during breast cancer treatment. *Oncology Nursing Forum.* 32 (4), 807-815.

Rogerson, M., & Emes, C. (2008). Fostering resilience within an adult day support program. *Activities, Adaptation & Aging.* 32 (1), 1-18.

Rosal, M. C., Ockene, I. S., Restrepo, A., White, M. J., Borg, A., Olendzki, B.,... Reed, G. (2011). Randomized trial of a literacy-sensitive, culturally tailored diabetes self-management intervention for low-income Latinos, Latinos en control. *Diabetes Care.* 34 (4), 838-844.

Rossi, N. E., Bisconti, T. L., & Bergeman, C. S. (2007). The role of dispositional resilience in regaining life satisfaction after the loss of a spouse. *Death Studies.* 31 (10), 863-883.

Rowe, J. W., & Kahn, R. L. (1998). *Successful aging.* New York, NY, Pantheon.

Ruiz, B. (1992). Hip fracture recovery in older women, The role of self-efficacy and mood. Unpublished doctoral dissertation, University of California, San Francisco.

Salerno, J., Delaney, K. R., Swartwout, K. D., & Tsui-Sui, A. K. (2015). Improving interdisciplinary professionals' capacity to motivate adolescent behavior change. *Journal for Nurse Practitioners.* 11 (6), 626-632.

Sallis, J., Grossman, R., Pinski, R., Patterson, T., & Nader, P. (1986). The development of scales to measure social support for diet and exercise behaviors. *Preventive Medicine*. 16, 825-836.

Sallis, J., Hovell, M., & Hofstetter, R. (1992). Predictors of adoption and maintenance of vigorous physical activity in men and women. *Preventive Medicine*. 21, 237-251.

Sanders, A. E., Lim, S., & Sohn, W. (2008). Resilience to urban poverty, theoretical and empirical considerations for population health. American *Journal of Public Health*. 98 (6), 1101-1106.

Scarapicchia, T. M., Sabiston, C. M., Brownrigg, M., Blackburn-Evans, A., Cressy, J., Robb, J., & Faulkner, G. E. (2015). MoveU- Assessing a social marketing campaign to promote physical activity. *Journal of American College Health*. 63 (5), 299-306.

Schneider, J. (1997). Self-regulation and exercise behavior in older women. *Journal of Gerontology*. 52B, P235-P241.

Schnoll, R., Martinez, E., Tatum, K. L., Glass, M., Bernath, A., Ferris, D., & Reynolds, P. (2011). Increased self-efficacy to quit and perceived control over withdrawal symptoms predict smoking cessation following nicotine dependence treatment. *Addictive Behaviors*. 36 (1-2), 144-147.

Schuster, C., Petosa, R., & Petosa, S. (1995). Using social cognitive theory to predict intentional exercise in post-retirement adults. *Journal of Health Education*. 26, 14-21.

Schwarzer, R., & Fuchs, R. (1995). Changing risk behaviors and adopting health behaviors, the role for self-efficacy beliefs. In Bandura, A. (ed.), *Self-efficacy in Changing Societies*. Cambridge University, New York, pp. 259-289.

Sebastiani, P., Montano, M., Puca, A., Solovieff, N., Kojima, T., Wang, M. C.,... Perls, T. T. (2009). RNA editing genes associated with extreme old age in humans and with lifespan in C. Elegans. *PLoS ONE*. 4 (12), 1-14.

Shah, M., Aharonoff, G., Wonisky, P., Zuckerman, J., & Koval, K. (2001). Outcome after hip fracture in individuals ninety years of age and older. *Journal of Orthopedic Trauma*. 15, 34-39.

Sharma, L., Sinacore, J., Daugherty, C., Kuesis, D., Stulberg, D., Lewis, M.,... Chang, R. W. (1996). Prognostic factors for functional outcome of total knee replacement, A prospective study. *Journal of Gerontology*, 51A, M152-M157.

Sharon, B., Hennessy, C., Brandon, J., & Boyette, L. (1997). Older adults' experiences of a strength training program. *Journal of Nutrition, Health and Aging*. 1, 103-108.

Sharpe, P., & McConnell, C. (1992). Exercise beliefs and 658 behaviors among older employees, a health promotion trial. *Gerontologist*. 32, 444-449.

Shaughnessy, M., & Resnick, B. (2009). Using theory to develop an exercise intervention for patients post stroke. Topics in Stroke *Rehabilitation*. 16 (2), 140-146.

Sherriff, K., Burston, S., & Wallis, M. (2011). Effectiveness of a computer based medication calculation education and testing programme for nurses. *Nurse Education Today*. 32 (1), 46-51.

Short, C. E., Vandelanotte, C., Rebar, A., & Duncan, M. J. (2014). A comparison of correlates associated with adult physical activity behavior in major cities and regional settings. *Health Psychology*. 33 (11), 1319-1327.

Simons, D., Rosenberg, M., Salmon, J., Knuiman, M., Granich, J., Deforche, B., & Timperio, A. (2015). Psychosocial moderators of associations between life events and changes in physical activity after leaving high school. *Preventive Medicine*. 72, 30-33.

Skinner, C., Buchanan, A., Champion, V., Monahan, P., Rawl, S., Springston, J.,... Bourff, S. (2011). Process outcomes from a randomized controlled trial comparing tailored mammography interventions delivered via telephone vs. DVD. *Patient Education & Counseling*. 85 (2), 308-312.

Sleath, B. L., Blalock, S. J., Muir, K. W., Carpenter, D. M., Lawrence, S. D., Giangiacomo, A. L.,... Robin, A. L. (2014). Determinants of self-reported barriers to glaucoma medicine administration and adherence, A multisite study. *Annals of Pharmacotherapy*. 48 (7), 856-862.

Southwick, S. M., Litz, B. T., Charney, D., & Friedman, M. J. (2011). *Resilience and mental health, Challenges across the lifespan*. New York, NY, Cambridge University Press.

Spielberger, C. (1983). *Manual for the state-trait anxiety inventory*. Palo Alto, CA, Consulting Psychologists Press.

Spoelstra, S. L., Given C. W., Sikorskii, A., Coursaris, C. K., Majumder, A., Dekoekkoer, T.,... Given, B. A. (2015). A randomized controlled trial of the feasibility and preliminary efficacy of a texting intervention on medication adherence in adults prescribed oral anticancer agents, Study protocol. *Journal of Advanced*

Nursing. 71 (12), 2965-2976.

Sriramatr, S., Berry, T. R., & Rodgers, W. M. (2013). Validity and reliability of Thai versions of questionnaires measuring leisure-time physical activity, exercise related self-efficacy, outcome expectations and self-regulation. Pacific Rim *International Journal of Nursing Research.* 17 (3), 203-216.

Stenstrom, C. (1994). Home exercise in rheumatoid arthritis functional class II, goal setting versus pain attention. *Journal of Rheumatology.* 21, 627-634.

Stephens, T. T., Resinicow, K., Latimer-Sport, M., & Walker, L. (2015). Social cognitive predictors of dietary behavior among African Americans. *American Journal of Health Education.* 46 (3), 174-181.

Stevens-Ratchford, R., & Lookingbill, J. (2004). Living well with arthritis, A phenomenological study of leisure occupations. *Activities, Adaptation & Aging.* 28 (2), 35-55.

Stewart, A., King, A., & Haskell, W. (1993). Endurance exercise and health-related quality of life in 50-65-year-old adults. *Gerontologist.* 33, 782-789.

Stewart, A., Mills, K., King, A., Haskell, W., Gillis, A., & Ritter, P. (2001). CHAMPS Physical Activity Questionnaire for Older Adults, outcomes for interventions. *Medicine Science Sports and Exercise.* 33, 1126-1141.

Strawbridge, W. J., Wallhagen, M. I., & Cohen, R. D. (2002). Successful aging and well-being, Self-rated compared with Rowe and Kahn. *Gerontologist.* 42, 727-733.

Suh, Y. U., Joshi, I., Olsen, C., & Motl, R. (2014). Social cognitive predictors of physical activity in relapsing-remitting multiple sclerosis. *International Journal of Behavioral Medicine.* 21 (6), 891-898.

Sullivan, M. D., LaCroix, A. Z., Russo, J., & Katson, W. J. (1998). Self-efficacy and self-reported functional status in coronary heart disease, a six-month prospective study. *Psychosomatic Medicine.* 60 (4), 473-478.

Sung, S. C., Jiang, H. H., Chen, R. R., & Chao, J. K. (2016). Bridging the gap in sexual healthcare in nursing practice, Implementing a sexual healthcare training programme to improve outcomes. *Journal of Clinical Nursing.* 25 (19/20), 2989-3000.

Swartz, L., Sherman, C. A., Harvey, S. M., Blanchard, J., Vawter, F., & Gau, J. (2011). Midlife women online, Evaluation of an internet-based program to prevent unintended pregnancy & STIs. *Journal of Women & Aging.* 23 (4), 342-359.

Taaffee, D., & Marcus, R. (2000). Musculoskeletal health and the older adult. *Journal of Rehabilitation Research and Development.* 37, 245-254.

Tahmassian, D., & Jalali Moghadam, N. (2011). Relationship between self-efficacy and symptoms of anxiety, depression, worry and social avoidance in a normal sample of students. *Iranian Journal of Psychiatry and Behavioral Science.* 5 (2), 91-98.

Tedeschi, R. G., & Kilmer, R. P. (2005). Assessing strengths, resilience, and growth to guide clinical interventions. *Professional Psychology Research and Practice.* 36 (3), 230-237.

Thibaut, J., & Riecken, H. (1955). Some determinants and consequences of perception of social causality. *Journal of Personality.* 24, 113-133.

Thrasher, J. F., Campbell, M. K., & Oates, V. (2004). Behavior-specific social support for healthy behaviors among african american church members, applying optimal matching theory. *Health Education & Behavior.* 31 (2), 193-205.

Tinetti, M., Baker, D., Gottschalk, M., Williams, C., Pollack, D., Garrett, P. L, ... Acampora, D. (1999). Home based multicomponent rehabilitation program for older persons after hip fracture, a randomized trial. *Archives of Physical Medicine and Rehabilitation.* 80, 916-922.

Tinetti, M., Mendes de Leon, C., Doucette, J., & Baker, D. (1994). Fear of falling and fall-related efficacy in relationship to functioning among community living elders. *Journal of Gerontology.* 49, M140-M147.

Travis, S. S., & McAuley, W. J. (1998). Searches for a nursing home, personal and situational factors. *Journal of Applied Gerontology.* 17 (3), 352-370.

Troutman, M., Nies, M. A., & Mavellia, H. (2011). Perceptions of successful aging in black older adults. *Journal of Psychosocial Nursing and Mental Health Services.* 49 (1), 28-34.

Troutman, M., Nies, M. A., Small, S., & Bates, A. (2011). The development and testing of an instrument to measure successful aging. *Research in Gerontological Nursing.* 21, 1-12.

U.S. Department of Health and Human Services. (2000). *Healthy people 2010* (DHHS Publication No. PHS 91-50212). Washington, DC, U.S. Government Printing Office.

United States Preventive Services Task Force. (2014). Individualizing cancer screening in older adults. Retrieved from http://www.uspreventiveservicestaskforce. org/BrowseRec/Search-s = cancer + screening + older + adults

Van der Maas, L. C. C., Köke, A., Pont, M., Bosscher, R. J., Twisk, J. W. R., Janssen, T. W. J., & Peters, M. L. (2015). Improving the multidisciplinary treatment of chronic pain by stimulating body awareness, A cluster-randomized trial. *Clinical Journal of Pain*. 31 (7), 660-669.

van Stralen, M. M., de Vress, H., Mudde, A. N., Bolman, C., & Lechner, L. (2011). The long-term efficacy of two computer-tailored physical activity interventions for older adults, Main effects and mediators. *Health Psychology*. 30 (4), 442-452.

Vancouver, J. B., & Kendell, L. (2006). When self-efficacy negatively relates to motivation and performance in a learning context. *Journal of Applied Psychology*. 91 (5), 1146-1153.

Vancouver, J. B., More, K., & Yoder, R. J. (2008). Self-efficacy and resource allocation, Support for a non-monotonic, discontinuous model. *Journal of Applied Psychology*. 93 (1), 35-47.

Vancouver, J. B., Thompson, C., & Williams, A. A. (2001). The changing signs in the relationships among self-efficacy, personal goals and performance. *Journal of Applied Psychology*. 86 (4), 605-620.

Verschoor, E., & Markus, C. R. (2011). Effects of acute psychosocial stress exposure on endocrine and affective reactivity in college students differing in the 5-HTTLPR genotype and trait neuroticism. *Stress*. 14, 407-419.

Wagnild, G. M. (2003). Resilience and successful aging. Comparison among low and high income older adults. *Journal of Gerontological Nursing*. 29 (12), 42-49.

Wagnild, G. M., & Young, H. M. (1993). Development and psychometric evaluation of the Resilience Scale. *Journal of Nursing Measurement*. 1 (2), 165-178.

Wagnild, G. M. (2009). A review of the Resilience Scale. *Journal of Nursing Measurement*. 17 (2), 105-13.

Webber, K. (2014). The relationship of personal and environmental factors and physical activity in parents of young African American children (Doctoral Dissertation page 187). University of Arizona, AZ. (AN, 109786493)

Weiner, B. (1979). A theory of motivation for some classroom experiences. *Journal of Educational Psychology*. 71, 3-25.

Weiner, B. (1985). An attributional theory of achievement motivation and emotion. *Psychological Review*. 92, 548-573.

Wendland, J. R., Moya, P. R., Kruse, M. R., Ren-Patterson, R. F., Jensen, C. L., Timpano, K. R., & Murphy, D. L. (2008). A novel, putative gain-of-function haplotype at SLC6A4 associates with obsessive-compulsive disorder. *Human Molecular Genetics*. 17, 717-723.

Werner, E. E., & Smith, R. S. (1992). *Overcoming the odds, High risk children from birth to adulthood*. Cornell University Press.

Whyte, E. M., Lenze, E. J., Butters, M., Skidmore, E., Koenig, K., Dew, M. A., ... Munin, M. C. (2008). An open-label pilot study of acetylcholinesterase inhibitors to promote functional recovery in elderly cognitively impaired stroke patients. *Cerebrovascular Diseases*. 26 (3), 317-21.

Wilcox, S., Castro, C., & King, A. (2006). Outcome expectations and physical activity participation in two samples of older women. *Journal of Health Psychology*, 11 (1), 65-77.

Wilcox, S., Obcrrccht, L., Bopp, M., Kammcrmann, S. K., & McElmurray, C. T. (2005). A qualitative study of exercise in older African American and white women in rural South Carolina, perceptions, barriers, and motivations. *Journal of Women & Aging*. 17 (1-2), 37-53.

Williams, K. N. (2011). Targeting memory improvement in assisted living, A pilot study. *Rehabilitation Nursing*. 36 (6), 225-232.

Wolinsky, F., Stump, T., & Clark, D. (1996). Antecedents and consequences of physical activity and exercise among older adults. *Gerontologist*. 35, 451-462.

Wray, N. R., James, M. R., Gordon, S. D., Dumenil, T., Ryan, L., Coventry, W. L., ... Martin, N. G. (2009). Accurate, large-scale genotyping of 5HTTLPR and flanking Single Nucleotide Polymorphisms in an association study of depression, anxiety, and personality measures. *Biology Psychiatry*. 66, 468-476.

Wright, L. J., Zautra, A. J., & Going, S. (2008). Adaptation to early knee osteoarthritis, the role of risk, resilience, and disease severity on pain and physical functioning. *Annals of Behavioral Medicine*. 36 (1), 70-80.

Yaping, D., Brehm, W., Strobl, H., Tittlbach, S., Zhijian, H., & Gangyan, S. (2013). Steps to and correlates of health enhancing physical activity in adulthood, An intercultural study between German and Chinese individuals. *Journal of Exercise Science & Fitness*. 11 (2), 63-77.

Yesavage, J. A., Brink, T. L., Rose, T. L., Lum, O., Huang, V., Adey, M., & Leirer, V. O. (1983). Development and validation of a geriatric depression screening scale, A preliminary report. *Journal of Psychiatric Research*. 17, 37-49.

Yoo, E. J., Jun, T. W., & Hawkins, S. A. (2010). The effects of a walking exercise program on fall-related fitness, bone metabolism, and fall-related psychological factors in elderly women. *Research in Sports Medicine*. 18 (4), 236-250.

Young, Y., Brant, L., German, P., Kenzora, J., & Magaziner, J. (1997). A longitudinal examination of functional recovery among older people with subcapital hip fractures. *Journal of the American Geriatrics Society*. 45, 288-293.

Zijlstra, G., van Haastregt, J. C., van Eijk, J. T., de Witte, L. P., Ambergen, T., & Kempen, G. I. (2011). Mediating effects of psychosocial factors on concerns about falling and daily activity in a multicomponent cognitive behavioral group intervention. *Aging & Mental Health*. 15 (1), 68-77.

Zimmerman, B., & Bandura, A. (1994). Impact of selfregulation of behavior in writing course attainment. *American Educational Research Journal*. 29, 663-676.

索引

重要キーワード訳語集

achievement motivation	達成動機
adherence	アドヒアランス
attribution theory	帰属理論
coding	コーディング
cognitive behavioral therapy	認知行動療法
compliance	コンプライアンス
dispositional resilience	資質的レジリエンス
emotional resilience	感情的レジリエンス
enactive attainment	行動の達成
exemplar	模範
exon	エクソン
factorial design	要因計画
function-focused care	機能焦点ケア
functional activity	機能的活動
grounded coding	グラウンデッドコーディング
hardiness	ハーディネス
health resilience	健康的レジリエンス
heterozygous	ヘテロ接合型
homozygous	ホモ接合型
in vivo coding	インビボコーディング
individualized care	個別化ケア
intron	イントロン
modeling	モデリング
motivation	モチベーション
multicomponent cognitive behavioral intervention	多要素認知行動療法
negative	ネガティブ
normed fit index	基準化適合度指標
outcome expectation	結果期待
physical resilience	身体的レジリエンス
physical sensation	身体感覚
physiological arousal component	生理的喚起要素

positive	ポジティブ
prime untranslated region	非翻訳領域
prior research	先行研究
psychological resilience	心理的レジリエンス
reciprocal determinism	相互決定論
reintegration	回復
role model	ロールモデル
role modeling	ロールモデリング
root mean square error	二乗平均平方根誤差
self-efficacy	自己効力，自己効力感
self-efficacy belief	自己効力信念
self-efficacy expectation	自己効力期待
self-efficacy theory	自己効力理論
self-esteem	自尊感情
single nucleotide polymorphism	スニップ (一塩基多型)
social cognitive theory	社会的認知理論
social learning theory	社会的学習理論
social support	ソーシャルサポート
socialization practice	社会参加
spirituality	スピリチュアリティ
structure equation modeling	構造方程式モデリング
study of perceived causation	因果性知覚研究
successful aging	サクセスフルエイジング
theory of self-efficacy	自己効力理論
trauma	トラウマ
triadic reciprocality	三者相互作用
verbal exhortation	言葉による励まし
verbal persuasion	言葉による説得
vicarious experience	代理体験
well-being	ウェルビーイング
wild type	野生型

任　和子　Nin Kazuko

京都大学大学院医学研究科
人間健康科学系専攻生活習慣病看護学分野　教授

京都大学医療技術短期大学部卒，大阪教育大学教育学研究科修士課程，京都大学大学院人間・環境学研究科博士後期課程修了．京都大学博士（人間・環境学）

京都大学医学部附属病院での8年間にわたる臨床経験の後，京都大学医療技術短期大学部助手，名古屋大学医学部保健学科助教授，滋賀県立医科大学助教授を経て，2005年京都大学医学部附属病院副看護部長，2007年同病院院長補佐・看護部長，2011年より現職

高齢者リハビリテーションに焦点をあてた
自己効力感とレジリエンスを高める看護の実践

2020年9月25日　　初版　　第1刷発行

監修・編集	バーバラ・レズニック
監　訳	任　和子
発行人	影山　博之
編集人	小袋　朋子
発行所	株式会社 学研メディカル秀潤社 〒141-8414　東京都品川区西五反田2-11-8
発売元	株式会社 学研プラス 〒141-8415　東京都品川区西五反田2-11-8
印刷製本	株式会社真興社

この本に関する各種お問い合わせ先
【電話の場合】
● 編集内容については Tel 03-6431-1237（編集部）
● 在庫については Tel 03-6431-1234（営業部）
● 不良品（落丁，乱丁）については Tel 0570-000577
　学研業務センター
　〒354-0045　埼玉県入間郡三芳町上富279-1
● 上記以外のお問い合わせは学研グループ総合案内0570-056-710（ナビダイヤル）
【文書の場合】
● 〒141-8418　東京都品川区西五反田2-11-8
　　　　　　　学研お客様センター
　　　　　　　『高齢者リハビリテーションに焦点をあてた 自己効力感と
　　　　　　　レジリエンスを高める看護の実践』係

　本書に記載されている内容は，出版時の最新情報に基づくとともに，臨床例をもとに正確
かつ普遍化すべく，著者，編者，監修者，編集委員ならびに出版社それぞれが最善の努力を
しております．しかし，本書の記載内容によるトラブルや損害，不測の事故等が生じた場合，
著者，編者，監修者，編集委員ならびに出版社は，その責を負いかねます．
　また，本書に記載されている医薬品や機器等の使用にあたっては，常に最新の各々の添付
文書や取り扱い説明書を参照のうえ，適応や使用方法等をご確認ください．

株式会社 学研メディカル秀潤社